泰州市安全生产监督管理局
江苏泰康安全环境科技有限公司 **联合编著**

# 用人单位职业病防治工作
# 指导手册

主　编　陈忙耕
编　委　杨扣华　张连华
　　　　吉　扬　李晓春

U0350926

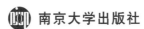
南京大学出版社

**图书在版编目（CIP）数据**

用人单位职业病防治工作指导手册 / 陈忙耕主编 .
—南京：南京大学出版社，2017.3
ISBN 978-7-305-18300-3

Ⅰ.①用… Ⅱ.①陈… Ⅲ.①职业病—防治—手册
Ⅳ.① R135-62

中国版本图书馆 CIP 数据核字（2017）第 037664 号

出 版 者　南京大学出版社
社　　 址　南京市汉口路22号　　邮　编　210093
网　　 址　http://www.NjupCo.com
出 版 人　金鑫荣

书　　 名　**用人单位职业病防治工作指导手册**
主　　 编　陈忙耕
责任编辑　贾　辉　蔡文彬　　　　编辑热线　025-83593962

照　　 排　南京新华丰制版有限公司
印　　 刷　常州市武进第三印刷有限公司
开　　 本　787×960　1/16　　印张　10.25　　　字数　180千
版　　 次　2017年3月第1版　2017年3月第1次印刷
ISBN　978-7-305-18300-3
定　　 价　38.00元

网址：http://www.njupco.com
官方微博：http://weibo.com/njupco
官方微信号；njupress
销售咨询热线：（025）83594756

* 版权所有，侵权必究
* 凡购买南大版图书，如有印装质量问题，请与所购图书销售部门联系调换

# 前 言

为了普及《中华人民共和国职业病防治法》和相关法律法规知识，加强用人单位和劳动者的职业健康防护意识，预防、控制和消除职业病危害，泰州市安全生产监督管理局和江苏泰康安全环境科技有限公司联合编著了《用人单位职业病防治工作指导手册》一书。该书将具体回答用人单位和从业人员在职业病防治工作中为何做、做什么、怎么做等一系列问题。

《用人单位职业病防治工作指导手册》一书将《中华人民共和国职业病防治法》、《建设项目职业卫生"三同时"监督管理暂行办法》、《工作场所职业卫生监督管理规定》等法律、法规和规范的要求，深入浅出、通俗易懂地展示给广大用人单位和从业人员，具体指导用人单位按照相关法律法规要求，做好职业病危害前期预防，完善职业卫生管理机构和人员，建立健全职业卫生责任制，制定相应的管理制度和操作规程，配备符合要求的职业病危害防护设施，定期进行职业病危害因素监测和从业人员职业健康检查，按规范要求发放劳动者个人防护用品，督促从业人员做好个人防护，同时，指导用人单位做好职业危害事故应急救援工作，在发生异常情况时，如何及时采取应急措施，防止发生急性中毒事故等。

本书共分十三章。对我国职业病防治法律体系、用人单位职业病防治管理体系进行了简要介绍，同时对用人单位职业病危害项目申报、建设项目职业卫生"三同时"、作业场所职业病危害因素监测及评价、职业病防护设施及个体防护用品管理、职业病危害告知、公告栏及警示标识设置、职业健康监护、职业危害事故应急救援、职业卫生培训教育、职业病防治档案管理、职业病危害典型案例分析等分章节进行了详细的阐述。附录部分收集了用人单位职业病危害风险分类管理目录、职业健康监护项目及周期表、职业病分类和目录、职业病危害因素分类目录、江苏省劳动防护用品配备标准等实用性资料，并收集整理了典型行业存在的主要职业病危害因素及职业病防治基本知识等内容。

编写过程中，编者根据职业病防治现行法律法规、标准规范要求结合当前职业病防治的现状，提出了用人单位职业病防治的具体操作方案，对企业开展职业病危害防治工作具有指导和参考作用，可作为用人单位职业卫生安全管理人员日常工作的工具书。但由于时间和水平关系，本书在编著过程中难免存在疏漏之处，敬请广大读者批评指正。

本书编写过程中得到了泰州市职业卫生监督管理部门的大力支持，在此表示衷心感谢！

编写组

2016 年 12 月

# 目 录

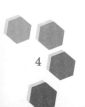

# 第一章 我国职业病防治法律体系

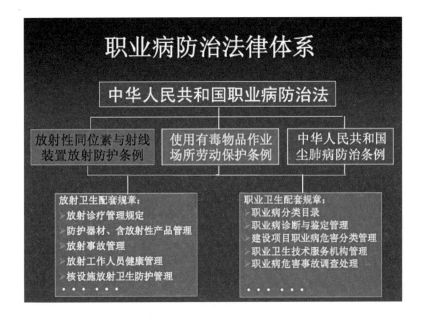

  2001年10月27日，第九届全国人大常委会第二十一次会议审议通过了《中华人民共和国职业病防治法》，并于2011年12月31日和2016年7月2日进行了2次修订。为了贯彻职业病防治法，加快我国职业安全健康法律体系的建设，在多年深入调查的基础上，我国陆续推出了具有中国特色并能够与世界接轨的，符合依法治国和社会主义市场经济建设要求的法律法规。例如，《职业病防治法》颁布后，国务院又发布了《使用有毒物品作业场所劳动保护条例》等一系列法规，并经过修订、整理，重新发布了国家职业卫生标准。国家安全生产监督管理总局设立了职业安全健康监督管理司，负责拟订作业场所职业卫生有关执法规章和标准，从而初步建立了职业健康工作的法律、法规、标准体系框架。

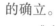

我国现行的职业安全健康法律法规体系主要包括：

# 一、法律

## （一）宪法

《中华人民共和国宪法》是我国的根本大法，宪法第四十二条规定："中华人民共和国公民有劳动的权利和义务。国家通过各种途径，创造劳动就业条件，加强劳动保护，改善劳动条件，并在发展生产的基础上，提高劳动报酬和福利待遇。国家对就业前的公民进行必要的劳动就业训练。"第四十三条规定："中华人民共和国劳动者有休息的权利。国家发展劳动者休息和休养的设施，规定职工的工作时间和休假制度。"第四十八条规定："国家保护妇女的权利和利益……"宪法中所有这些规定，是我国职业安全健康立法的法律依据和指导原则。

## （二）职业健康与职业病防治的基本法

2001年10月27日第九届全国人大常委会第二十一次会议审议通过了《中华人民共和国职业病防治法》，于2002年5月1日正式实施，2016年7月2日最新修订。《职业病防治法》的出台，标志着我国职业安全健康基本法的确立。

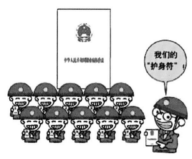

《中华人民共和国职业病防治法》规定了我国职业安全健康法治的目的、适用范围、调整对象、工作方针与基本原则、各项职业病防治法律制度、有关当事人（用人单位、劳动者、职业卫生技术服务机构、各级政府）各方的权利与义务关系以及法律责任。

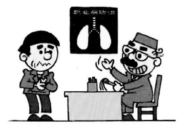

其他一些法律如《中华人民共和国妇女权益保障法》、《中华人民共和国环境保护法》、《中华人民共和国安全生产法》、《中华人民共和国工会法》和《中华人民共和国卫生防疫法》中部分条款也与职业安全健康有关，因而也属于基本法范畴。

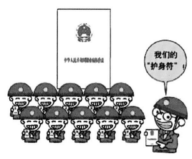
预防为主 防治结合

# 二、法规

职业卫生行政法规是由国务院组织制定并批准公布的，为实施职业健康法律或规范劳动保护管理制度及程序而颁布的"条例"等。目前，《使用有毒物品作业场所劳动保护条例》、《中华人民共和国尘肺病防治条例》、《放射性同位素与射线装置安全和防护条例》是职业健康与职业病防治基本法规的主体。

根据《职业病防治法》第二十条的授权，国务院制定发布了《使用有毒物品作业场所劳动保护条例》（国务院令第352号），对劳动者从事有毒物品作业的职业安全健康保护和职业中毒防治做出了具体规定。

为保护职工健康，消除粉尘危害，防止发生尘肺病，促进生产发展，国务院制定发布了《中华人民共和国尘肺病防治条例》（中华人民共和国国务院令第105号，1987年12月3日发布），对用人单位防尘、监督监测、健康管理等方面的责任、要求做出了规定。

为了加强对放射性同位素、射线装置安全和防护的监督管理，促进放射性同位素、射线装置的安全应用，保障人体健康，保护环境，国务院制定了《放射性同位素与射线装置安全和防护条例》（中华人民共和国国务院令第449号）。

2016年12月26日，国务院办公厅印发了《国家职业病防治规划（2016—2020年）》（国办发〔2016〕100号）。《规划》明确了国家职业病防治工作的指导思想、基本原则、规划目标、主要任务、保障措施，将对今后一段时期职业病防治和职业健康监管工作提出新的更高的要求。

其他的有关职业健康法规还包括《突发公共卫生事件应急条例》、《工伤保险条例》、《劳动保护监察条例》等。

# 三、部门规章

职业卫生部门规章是由国务院有关部门为加强职业安全健康工作而颁布的规范性文件。

国家安全生产监督管理总局为进一步强化职业健康监督管理工作，专门设立了职业安全健康监督管理司，其主要职责就是拟订作业场所职业卫生有关执法规章和标准。依照职责的分工，国家安全生产监督管理总局于2009年以来相继颁布了以下规章：

《工作场所职业卫生监督管理规定》（国家安全生产监督管理总局令第47号）；

《职业病危害项目申报办法》（国家安全生产监督管理总局令第48号）；

《用人单位职业健康监护监督管理办法》（国家安全生产监督管理总局令第49号）；

《建设项目职业卫生"三同时"监督管理暂行办法》（国家安全生产监督管理总局令第51号）；

《建设项目职业病危害风险分类管理目录》（安监总厅安健〔2012〕73号）；

《关于印发职业卫生档案管理规范的通知》（安监总厅安健〔2013〕171号）；

《用人单位职业病危害告知与警示标识管理规范》（安监总厅安健〔2014〕111号）；

《用人单位职业病危害因素定期检测管理规范》（安监总厅安健〔2015〕16号）；

《关于加强用人单位职业卫生培训工作的通知》（安监总厅安健〔2015〕121号）；

《用人单位劳动防护用品管理规范》（安监总厅安健〔2015〕124号）等。

2013年国家卫生和计划生育委员会成立后，在原卫生部基础上进一步建立健全职业病防治方面的标准、技术规范等。

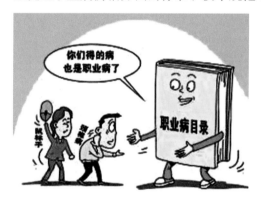

卫计委发布的文件有：

《职业病分类和目录》（国发疾控法〔2013〕48号）；

《职业病危害因素分类目录》（国发疾控法〔2015〕92号）；

《职业病诊断与鉴定管理办法》（卫生部令第24号）；

《职业病危害事故调查处理办法》（卫生部令第25号）等。

# 四、地方性法规和地方政府规章

地方性法规和地方政府规章是指有立法权的地方权力机关——人民代表大会及其常委会和地方政府制定的劳动保护规范性文件，是对国家劳动保护法律、法规的补充和改善，它以解决本地区某一特定的劳动安全卫生问题为目标，具有较强的针对性和可操作性。

江苏省为加强职业卫生监督管理，先后发布了《江苏省工作场所职业病危害因素检测工作规范（试行）》（苏安监规〔2014〕第1号）、《江苏省建设项目职业卫生"三同时"监督管理办法（试行）》（苏安监规〔2014〕第2号）等，对作业场所的职业卫生工作及其相关的监督管理活动进行了规范。

# 五、技术规范与标准

技术规范与标准是我国职业安全健康法规体系中的一个重要组成部分，也是职业安全健康法制管理的基础和重要依据。职业安全健康标准包括职业安全健康专业基本标准、工作场所作业条件卫生标准、职业接触限值标准、职业照射放射防护标准、职业防护用品卫生标准、职业危害防护技术导则、职业病诊断标准等。

在职业健康监督管理工作中，技术规范和标准是重要的工作依据，企业的职业健康工作常用的技术标准有：

《工业企业设计卫生标准》（GBZ1-2010）；

《工作场所有害因素职业接触限值第1部分：化学有害因素》（GBZ2.1-2007）；

《工作场所有害因素职业接触限值第2部分：物理因素》（GBZ2.2-2007）；

《工作场所职业病危害警示标识》（GBZ158-2003）；

《职业健康监护技术规范》（GBZ188-2014）；

《高毒物品作业岗位职业病危害告知规范》（GBZ/T 203-2007）；

《职业性接触毒物危害程度分级》（GBZ230-2010）；

《呼吸防护用品自吸过滤式防颗粒物呼吸器》（GB2626）；

《呼吸防护用品的选择、使用及维护》（GB/T18664）；

《个体防护装备选用规范》（GB/T11651）等。

# 第二章　用人单位职业病防治管理体系

| 用人单位职业病防治体系 | |
|---|---|
| 组织机构和规章制度建设 | 职业病防治方针和目标 |
| | 设立职业病防治领导机构 |
| | 设置职业病防治管理机构 |
| | 配备职业卫生专（兼）职管理人员 |
| | 职业病防治纳入目标管理责任制 |
| | 制定职业病防治计划和实施方案 |
| | 建立健全职业卫生管理制度 |
| | 设置岗位操作规程 |
| | 建立健全职业卫生档案 |
| | 建立健全劳动者职业健康监护档案 |
| | 建立健全作业场所职业病危害因素监测及评价制度 |
| | 确保必要的防治经费投入 |
| | 依法参加工伤保险 |
| 前期预防 | 申报职业病危害项目 |
| | 建设项目职业病危害预评价 |
| | 建设项目职业病危害防护设施设计专篇 |
| | 建设项目职业病危害控制效果评价及竣工验收 |
| 材料和设备管理 | 优先采用有利于降低职业危害的新技术、新工艺、新材料 |
| | 不生产、不经营、不进口、不使用国家明令禁止的设备和材料 |
| | 主要原辅材料供应商应符合《职业病防治法》要求 |
| | 对所采用的有危害的技术、工艺和材料不得隐瞒 |
| | 可能产生职业病危害的设备和材料应有中文说明书 |
| | 在可能产生职业病危害设备的醒目位置设置警示标识和中文警示说明 |
| | 使用、生产、经营可能产生职业病危害的化学品、放射性物质，应有中文说明书 |

| 用人单位职业病防治体系 | | |
|---|---|---|
| 材料和设备管理 | 不得将存在可能产生职业病危害的作业转嫁给不具备职业病防护条件的单位和个人 | |
| | 不得接受不具备职业病防护条件的职业病危害作业 | |
| | 有毒物品的包装应有明显的警示标识和中文警示说明 | |
| 工作场所管理 | 职业性有害因素的浓度（强度）符合国家职业卫生标准 | |
| | 生产布局合理 | |
| | 有害、无害作业分开 | |
| | 可能发生急性职业损伤的有毒有害作业场所设置报警装置 | |
| | 可能发生急性职业损伤的有毒有害作业场所设置配置急救用品 | |
| | 可能发生急性职业损伤的有毒有害作业场所设置冲洗设备 | |
| | 可能发生急性职业损伤的有毒有害作业场所设置应急撤离通道 | |
| | 可能发生急性职业损伤的有毒有害作业场所设置泄险区 | |
| | 有毒有害作业场所设置职业病危害警示标识 | |
| | 高毒作业设置车间淋浴间 | |
| | 高毒作业设置更衣室 | |
| | 高毒作业设置物品存放专用间 | |
| 作业场所职业危害因素监测 | 专人负责职业性有害因素日常检测 | |
| | 定期识别、检测、评价、整改 | |
| | 检测评价结果存入用人单位职业卫生档案 | |
| | 检测评价结果向劳动者公示 | |
| 职业危害告知 | 在醒目位置公布有关职业病防治规章制度 | |
| | 劳动合同中载明可能产生的职业病危害及后果 | |
| | 劳动合同中载明职业病防护措施及待遇 | |
| | 在醒目位置公布操作规程 | |
| | 在醒目位置公布职业危害事故应急救援措施 | |
| | 在醒目位置公布职业有害因素监测、评价结果 | |
| | 告知劳动者职业健康检查结果 | |
| | 对患有职业病或职业禁忌症的劳动者应告知本人 | |
| 职业病防护设施和个体防护用品 | 职业病防护设施配备齐全 | |
| | 职业病防护设施有效 | |
| | 建立职业病防护设施台账 | |

| 用人单位职业病防治体系 | |
|---|---|
| 职业病防护设施和个体防护用品 | 制定职业病防护设施维护保养计划并实施 |
| | 按标准配备符合要求的职业病危害个体防护用品 |
| | 建立个人职业病防护用品发放登记记录 |
| | 及时维护、定期检测职业病防护设备 |
| | 及时维护、定期检测应急救援设施 |
| | 及时维护、定期检测职业病危害个体防护用品 |
| 职业健康监护 | 按规定组织上岗前的职业健康检查 |
| | 按规定组织在岗期间的职业健康检查 |
| | 按规定组织离岗前的职业健康检查 |
| | 禁止有职业禁忌症的劳动者从事所禁忌的作业 |
| | 调离并妥善安置有职业健康损害的劳动者 |
| | 未进行离岗前检查不得解除或终止劳动合同 |
| | 建立健全符合要求的职业健康监护档案并妥善保管 |
| | 如实、无偿向劳动者提供职业健康监护档案复印件 |
| | 对遭受或可能遭受急性职业病危害的劳动者进行健康检查和医学观察 |
| | 禁止安排未成年人从事接触职业病危害的作业 |
| | 不得安排孕期、哺乳期的女职工从事有职业危害的作业 |
| | 禁止使用童工 |
| | 对从事接触职业病危害作业的劳动者给予适当的岗位津贴 |
| 职业危害事故应急救援 | 建立健全职业病危害事故应急救援预案 |
| | 应急救援设施完好 |
| | 定期进行事故应急救援预案的演练 |
| 职业卫生培训 | 用人单位法定代表人、职业卫生管理人员、劳动者应接受职业卫生培训 |
| | 对上岗前的劳动者进行职业卫生培训 |
| | 定期对在岗期间的劳动者进行职业卫生培训 |
| 职业病诊断及病人保障 | 及时向卫生行政部门报告职业病病人、疑似职业病病人 |
| | 向所在地劳动保障部门报告职业病病人 |
| | 积极安排劳动者进行职业病诊断、鉴定 |
| | 安排疑似职业病病人进行职业病诊断 |
| | 安排职业病病人进行治疗、定期检查、康复 |
| | 调离并妥善安置职业病病人 |
| | 如实提供职业病诊断、鉴定所需要的资料 |

| 用人单位职业病防治体系 | |
|---|---|
| 职业卫生档案 | 建设项目职业卫生"三同时"档案 |
| | 职业卫生管理档案 |
| | 职业卫生宣传培训档案 |
| | 职业病危害因素监测与检测评价档案 |
| | 用人单位职业健康监护管理档案 |
| | 劳动者个人职业健康监护档案 |
| | 法律、行政法规、规章要求的其他资料文件 |
| 群众监督 | 建立工会组织 |
| | 设立工会劳动保护监督检查网络 |
| | 开展群众性的劳动保护监督检查活动 |
| | 民主管理、民主监督 |
| | 平等协商、签订集体合同 |

　　《中华人民共和国职业病防治法》明确了用人单位职业病防治的原则有三个方面：坚持预防为主、防治结合的方针，建立用人单位负责、行政机关监管、行业自律、职工参与和社会监督的机制，实行分类管理、综合治理。根据以上原则，用人单位职业病防治管理体系主要包括以下内容：设置管理机构及管理人员、落实职业卫生责任制、建立健全职业卫生管理制度及操作规程、加强职业病前期预防、加强材料和设备管理及作业场所管理、定期进行作业场所职业病危害因素监测、落实职业病危害告知、落实职业健康监护、加强职业病防护设施及个体防护用品管理、加强职业病危害应急救援、进行职业卫生培训教育、群众监督等。详见下面章节的具体介绍。

# 第三章　用人单位职业病危害项目申报

## 一、名词解释

职业病危害项目申报，是指用人单位（煤矿除外）工作场所存在职业病目录所列职业病的危害因素的，应当及时、如实向所在地安全生产监督管理部门申报危害项目，并接受安全生产监督管理部门的监督管理。

职业病危害项目，是指存在职业病危害因素的项目。

职业病危害因素按照《职业病危害因素分类目录》确定。

## 二、法律依据

1.《中华人民共和国职业病防治法》第十六条规定：

国家建立职业病危害项目申报制度。用人单位工作场所存在职业病目录所列职业病的危害因素的，应当及时、如实向所在地安全生产监督管理部门申报危害项目，接受监督。

2.《职业病危害项目申报办法》第二条规定：

用人单位（煤矿除外）工作场所存在职业病目录所列职业病的危害因素的，应当及时、如实向所在地安全生产监督管理部门申报危害项目，并接受安全生产监督管理部门的监督管理。

## 三、申报要求、内容和方法

### （一）要求

1.用人单位申报职业病危害项目时，应当提交《职业病危害项目申报表》和下列文件、资料：

（1）用人单位的基本情况；

（2）工作场所职业病危害因素种类、分布情况以及接触人数；

（3）法律、法规和规章规定的其他文件、资料。

2.职业病危害项目申报同时采取电子数据和纸质文本两种方式。

用人单位应当首先通过"职业病危害项目申报系统"进行电子数据申报，同时将《职业病危害项目申报表》加盖公章并由本单位主要负责人签字后，连同有关文件、资料一并上报所在地设区的市级、县级安全生产监督管理部门。

3.用人单位有下列情形之一的，应当按照本条规定向原申报机关申报变更职业病危害项目内容：

（1）进行新建、改建、扩建、技术改造或者技术引进建设项目的，自建设项目竣工验收之日起 30 日内进行申报；

（2）因技术、工艺、设备或者材料等发生变化导致原申报的职业病危害因素及其相关内容发生重大变化的，自发生变化之日起 15 日内进行申报；

（3）用人单位工作场所、名称、法定代表人或者主要负责人发生变化的，自发生变化之日起 15 日内进行申报；

（4）经过职业病危害因素检测、评价，发现原申报内容发生变化的，自收到有关检测、评价结果之日起 15 日内进行申报。

4.用人单位终止生产经营活动的，应当自生产经营活动终止之日起 15 日内向原申报机关报告并办理注销手续。

5.安全生产监督管理部门建立健全举报制度，依法受理和查处有关用人单位违反危害项目申报行为的举报。任何单位和个人均有权向安全生产监督管理部门举报用人单位违反职业病危害项目申报办法的行为。

（二）内容和格式

《职业病危害项目申报表》格式见表3-1。

表3-1　职业病危害项目申报表

| 单位名称 | | 联系电话 | |
|---|---|---|---|
| 单位注册地址 | | 工作场所地址 | |
| 申报类别 | 初次申报○变更申报○ | 变更原因 | |
| 企业规模 | 大○　中○小○　微○ | 行业分类 | |
| | | 注册类型 | |
| 法定代表人 | | 联系电话 | |

11

| 职业卫生<br>管理机构 | 有○ 无○ | | 职业卫生<br>管理人员数 | 专职 | |
| | | | | 兼职 | |
| 劳动者总人数 | | | 职业病累计人数 | | |
| 接触职业病危害因素<br>种类数（个） | | | 接触职业病危害因素<br>人数（人） | | |
| 职业病<br>危害因<br>素分布<br>情况 | 作业场所名称 | 职业病危害因素<br>名称 | 接触人数<br>（可重复） | 接触人数<br>（不重复） | |
| | （作业场所1） | | | | |
| | | | | | |
| | （作业场所2） | | | | |
| | | | | | |
| | … | | | | |
| | | | | | |
| | 合计 | | | | |

## （三）网上申报方法

1. 网上申报地址为：江苏安全生产网

http://www.jssafety.gov.cn

2. 在页面左侧点击"职业危害申报系统"（选择相应用户进入系统）。

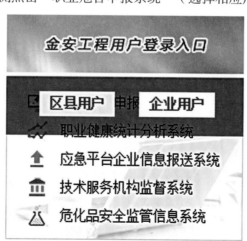

3.网上申报后，将《职业病危害项目申报表》加盖公章并由本单位主要负责人签字后，连同有关文件、资料一并上报所在地设区的市级、县级安全生产监督管理部门，领取回执。

# 四、法律责任

1.《中华人民共和国职业病防治法》第七十一条第（一）款规定：

未按照规定及时、如实向安全生产监督管理部门申报产生职业病危害的项目的，由安全生产监督管理部门责令限期改正，给予警告，可以并处5万元以上10万元以下的罚款。

2.《职业病危害项目申报办法》第十四条规定：

用人单位未按照本办法规定及时、如实地申报职业病危害项目的，责令限期改正，给予警告，可以并处5万元以上10万元以下的罚款。

3.《职业病危害项目申报办法》第十五条规定：

用人单位有关事项发生重大变化，未按照本办法的规定申报变更职业病危害项目内容的，责令限期改正，可以并处5千元以上3万元以下的罚款。

# 第四章　建设项目职业卫生"三同时"

## 一、名词解释

建设项目职业卫生"三同时"，是指建设单位可能产生职业病危害的新建、改建、扩建和技术改造、技术引进建设项目（涉及医疗机构可能产生放射性职业病危害建设项目的部分除外，以下统称建设项目）职业病防护设施建设必须与主体工程同时设计、同时施工、同时投入生产和使用（简称职业卫生"三同时"）。主要目的是为了预防、控制和消除建设项目可能产生的职业病危害，加强和规范建设项目职业病防护设施建设的监督管理。

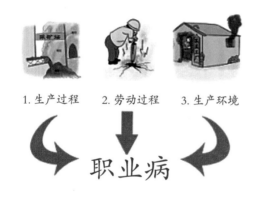

1. 生产过程　2. 劳动过程　3. 生产环境

职业病

可能产生职业病危害的建设项目，是指存在或者产生职业病危害因素分类目录所列职业病危害因素的建设项目。

职业病防护设施，是指消除或者降低工作场所的职业病危害因素的浓度或者强度，预防和减少职业病危害因素对劳动者健康的损害或者影响，保护劳动者健康的设备、设施、装置、构（建）筑物等的总称。

## 二、主要法律依据

1.《中华人民共和国职业病防治法》第十七条规定：

新建、扩建、改建建设项目和技术改造、技术引进项目（以下统称建设项目）可能产生职业病危害的，建设单位在可行性论证阶段应当进行职业病危害预评价。

2.《中华人民共和国职业病防治法》第十八条规定：

建设项目的职业病防护设施设计应当符合国家职业卫生标准和卫生要求，其中医疗机构放射性职业病危害严重的建设项目的防护设施设计，应当经卫生行政部门审查同意后，方可施工。

建设项目在竣工验收前，建设单位应当进行职业病危害控制效果评价。

3.《江苏省安全生产监督管理局公告》（江苏省安全生产监督管理局，2016 年 7 月 4 日）第（二）条要求：

根据新修订的《中华人民共和国职业病防治法》（国家主席令第 48 号），对江苏省行政区域内的建设项目（医疗机构建设项目及煤矿建设项目除外），建设单位要依据《江苏省建设项目职业卫生"三同时"监督管理办法（试行）》（苏安监规〔2014〕2 号）的有关规定开展建设项目职业卫生"三同时"工作，认真组织开展职业病危害预评价、职业病防护设施设计、职业病危害控制效果评价的自评审以及职业病防护设施的自验收。

# 三、"三同时"管理工作内容

1.建设单位是建设项目职业病防护设施建设的责任主体。建设单位对可能产生职业病危害的建设项目，应当依法开展建设项目职业病危害预评价、职业病防护设施设计、职业病危害控制效果评价，依法组织职业病防护设施验收，建立、健全职业卫生管理制度与档案，并接受安全生产监督管理部门的监督检查。

2.根据建设项目可能产生职业病危害的风险程度，对建设项目实施分类监督管理。对矿山、金属冶炼、化工、建材等职业病危害严重的建设项目，实施重点监督管理。

3.建设单位应当按照档案管理的规定，建立建设项目职业卫生"三同时"文件资料档案，并妥善保存。

（一）职业病危害预评价

1.可能产生职业病危害的建设项目，建设单位应当在建设项目可行性论证阶段进行职业病危害预评价。

2.职业病危害预评价报告编制完成后，建设单位应当组织有关工程技术人员和职业卫生管理人员对职业病危害预评价报告进行评审，并形成是否满足职业病防治有关法律、法规、规章和国家职业卫生标准、行业标准要求的评审意见；建设单位主要负责人应当主持或者指定分管负责人主持评审工作。

3. 建设单位应当按照评审意见对职业病危害预评价报告进行修改完善，并对最终的职业病危害预评价报告的真实性、客观性和合规性负责。职业病危害预评价工作过程应形成书面报告备查。

4. 建设项目职业病危害预评价报告有下列情形之一的，不得通过评审：

（1）未对建设项目可能产生的职业病危害因素及其对工作场所和劳动者健康影响进行全面分析评价的；

（2）未对建设项目拟采取的职业病防护设施等技术措施和管理措施进行全面分析、评价的；

（3）建设项目职业病危害风险类别分析不正确的；

（4）不符合法律、法规规定的其他情形的。

5. 建设项目的生产规模、工艺或者职业病危害因素的种类、职业病防护设施等发生重大变更的，建设单位应当对变更内容重新进行职业病危害预评价。

## （二）职业病防护设施设计

1. 存在职业病危害的建设项目，建设单位应当在施工前按照职业病防治有关法律、法规、规章以及国家职业卫生标准、行业标准的要求，开展职业病防护设施设计。

2. 建设单位在职业病防护设施设计完成后，应当组织有关工程技术人员和职业卫生管理人员对职业病防护设施设计进行评审，并形成是否满足职业病防治有关法律、法规、规章和国家职业卫生标准、行业标准、卫生要求的评审意见；建设单位主要负责人应当主持或者指定分管负责人主持评审工作。

3. 建设单位应当按照评审意见对职业病防护设施设计进行修改完善，并对最终的职业病防护设施设计的真实性、客观性和合规性负责。职业病防护设施设计工作过程应形成书面报告备查。

4. 建设单位应当在完成职业病防护设施设计评审后，按照评审通过的设计和有关规定组织职业病防护设施的施工。

5. 建设项目职业病防护设施设计有下列情形之一的，建设单位不得开工建设：

（1）未采纳职业病危害预评价报告中的对策和建议，且未作充分论证说明的；

（2）未对建设项目主要职业病危害进行防护设施设计或设计内容不全的；

（3）不符合法律、法规、标准和卫生要求的其他情形的。

6. 建设项目的生产规模、工艺或者职业病危害因素的种类等发生重大变更的，建设单位应当根据变更的内容，重新进行职业病防护设施设计。

## （三）职业病危害控制效果评价与防护设施验收

1. 建设项目职业病防护设施建设期间，建设单位应当对其进行经常性的检查，对发现的问题及时进行整改。

2. 建设项目完工后，建设单位应当依照职业病防治有关法律、法规、标准和规章要求，设置或者指定职业卫生管理机构或者组织，配备专职或者兼职的职业卫生管理人员，并建立健全职业卫生管理制度等有关职业病危害防治措施。

3. 建设项目完工后，需要进行试运行的，其配套建设的职业病防护设施必须与主体工程同时投入试运行。

4. 试运行时间应当不少于 30 日，最长不得超过 180 日，国家有关部门另有规定或者特殊要求的行业除外。

5. 建设项目试运行期间，建设单位应当对职业病防护设施运行的情况进行监测，开展工作场所职业病危害因素的日常监测和定期检测，其中工作场所职业病危害因素的定期检测工作应委托具有资质的职业卫生技术服务机构进行。

6. 建设单位在职业病危害控制效果评价报告编制完成后，应当组织有关工程技术人员和职业卫生管理人员对职业病危害控制效果评价报告进行评审，形成是否满足职业病防治有关法律、法规、规章和国家职业卫生标准、行业标准要求的评审意见；建设单位主要负责人应当主持或者指定分管负责人主持评审工作。

7. 建设单位应当按照评审意见对职业病危害控制效果评价报告进行修改完善，并对最终的职业病危害控制效果评价报告的真实性、客观性和合规性负责。

8. 建设项目竣工验收时，建设单位应当组织有关工程技术人员和职业卫生管理人员对职业病防护设施进行验收，并形成是否满足职业病防治有关法律、法规、规章和国家标准、行业标准要求的验收意见；建设单位主要负责人应当主持或者指定分管负责人主持验收。

9. 建设单位对职业病防护设施验收结果的真实性、有效性、合规性负责。职业病防护设施验收工作过程应当形成书面报告备查。

10. 建设项目职业病危害控制效果评价报告评审可与职业病防护设施验收一并进行。

11. 建设单位有下列情形之一的，建设项目职业病防护设施不得通过验收：

（1）未按照建设项目职业病防护设施设计施工的；

（2）建设项目职业病防护设施的施工质量不符合国家有关技术标准的；

（3）未开展职业病危害控制效果评价或者职业病危害控制效果评价不合格的；

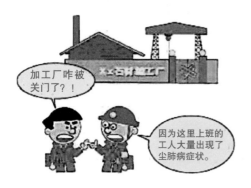

（4）职业病防护设施和职业卫生条件不符合职业病防治有关法律、法规、规章和国家职业卫生标准、行业标准规定的；

（5）建设项目试运行期间存在职业病危害事故隐患未整改的；

（6）未按规定设置或者指定职业卫生管理机构，未依规定配备专职或者兼职的职业卫生管理人员的；

（7）未组织劳动者进行上岗前职业卫生培训的；

（8）未组织劳动者上岗前职业健康检查的；

（9）不符合法律、行政法规规定的其他条件的。

12. 分期建设、分期投入生产或者使用的建设项目，其配套的职业病防护设施应当分期与建设项目同步进行验收。

13. 建设项目职业病防护设施未按照规定验收的或者验收不合格的，均不得投入生产或者使用。

# 四、建设项目"三同时"档案管理

建设项目"三同时"档案管理内容应包括：

（1）建设项目批准文件；

（2）职业病危害预评价委托书与预评价报告；

（3）建设项目职业病防护设施设计专篇；

（4）职业病危害控制效果评价委托书与控制效果评价报告；

（5）建设单位对职业病危害预评价报告、职业病防护设施设计专篇、职业病防护设施控制效果评价报告的评审意见；

（6）建设项目职业病危害防治法律责任承诺书；

（7）全套竣工图纸、验收报告、竣工总结；

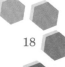

（8）工程改建、扩建及维修、使用中变更的图纸及有关材料。

# 五、法律责任

《中华人民共和国职业病防治法》第六十九条规定：

建设单位违反本法规定，有下列行为之一的，由安全生产监督管理部门和卫生行政部门依据职责分工给予警告，责令限期改正；逾期不改正的，处10万元以上50万元以下的罚款；情节严重的，责令停止产生职业病危害的作业，或者提请有关人民政府按照国务院规定的权限责令停建、关闭：

（1）未按照规定进行职业病危害预评价的；

（2）医疗机构可能产生放射性职业病危害的建设项目未按照规定提交放射性职业病危害预评价报告，或者放射性职业病危害预评价报告未经卫生行政部门审核同意，开工建设的；

（3）建设项目的职业病防护设施未按照规定与主体工程同时设计、同时施工、同时投入生产和使用的；

（4）建设项目的职业病防护设施设计不符合国家职业卫生标准和卫生要求，或者医疗机构放射性职业病危害严重的建设项目的防护设施设计未经卫生行政部门审查同意擅自施工的；

（5）未按照规定对职业病防护设施进行职业病危害控制效果评价的；

（6）建设项目竣工投入生产和使用前，职业病防护设施未按照规定验收合格的。

# 第五章　用人单位职业病危害因素监测、评价

## 一、名词解释

职业病危害因素监测，是指用人单位委托具备资质的职业卫生技术服务机构对其产生职业病危害的工作场所进行的检测。

职业病危害因素，是指《职业病危害因素分类目录》中所列危害因素以及国家职业卫生标准中有职业接触限值及检测方法的危害因素。

职业病危害现状评价，是指对用人单位工作场所职业病危害因素及其接触水平、职业病防护设施及其他职业病防护措施与效果、职业病危害因素对劳动者的健康影响情况等进行的综合评价。

## 二、法律依据

1.《中华人民共和国职业病防治法》第二十六条规定：

用人单位应当实施由专人负责的职业病危害因素日常监测，并确保监测系统处于正常运行状态。

用人单位应当按照国务院安全生产监督管理部门的规定，定期对工作场所进行职业病危害因素检测、评价。检测、评价结果存入用人单位职业卫生档案，定期向所在地安全生产监督管理部门报告并向劳动者公布。

职业病危害因素检测、评价由依法设立的取得国务院安全生产监督管理部门或者设区的市级以上地方人民政府安全生产监督管理部门按照职责分工给予资质认可的职业卫生技术服务机构进行。职业卫生技术服务机构所作检测、评价应当客观、真实。

发现工作场所职业病危害因素不符合国家职业卫生标准和卫生要求时，用人单位应当立即采取相应治理措施，仍然达不到国家职业卫生标准和卫生要求

的，必须停止存在职业病危害因素的作业；职业病危害因素经治理后，符合国家职业卫生标准和卫生要求的，方可重新作业。

2.《工作场所职业卫生监督管理规定》（安监总局第47号令）第二十条规定：

存在职业病危害的用人单位，应当委托具有相应资质的职业卫生技术服务机构，每年至少进行一次职业病危害因素检测。

职业病危害严重的用人单位，除遵守前款规定外，应当委托具有相应资质的职业卫生技术服务机构，每三年至少进行一次职业病危害现状评价。

检测、评价结果应当存入本单位职业卫生档案，并向安全生产监督管理部门报告和劳动者公布。

3.《工作场所职业卫生监督管理规定》第二十一条规定：

存在职业病危害的用人单位，有下述情形之一的，应当及时委托具有相应资质的职业卫生技术服务机构进行职业病危害现状评价：

（1）初次申请职业卫生安全许可证，或者职业卫生安全许可证有效期届满申请换证的；

（2）发生职业病危害事故的；

（3）国家安全生产监督管理总局规定的其他情形。

用人单位应当落实职业病危害现状评价报告中提出的建议和措施，并将职业病危害现状评价结果及整改情况存入本单位职业卫生档案。

4.《用人单位职业病危害因素定期检测管理规范》（安监总厅安健〔2015〕第16号）第一条明确提出：

充分认识做好职业病危害因素定期检测工作的重要意义。职业病危害因素定期检测是用人单位必须履行的法定义务。

# 三、具体工作内容

## （一）职业病危害因素定期检测

1.用人单位应当建立职业病危害因素定期检测制度，每年至少委托具备资质的职业卫生技术服务机构对其存在职业病危害因素的工作场所进行一次全面检测。

2.用人单位应当将职业病危害因素定

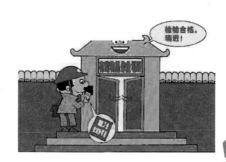

期检测工作纳入年度职业病防治计划和实施方案，明确责任部门或责任人，所需检测费用纳入年度经费预算予以保障。

3.用人单位应当建立职业病危害因素定期检测档案，并纳入其职业卫生档案体系。

4.用人单位在与职业卫生技术服务机构签订定期检测合同前，应当对职业卫生技术服务机构的资质、计量认证范围等事项进行核对，并将相关资质证书复印存档。

5.定期检测范围应当包含用人单位产生职业病危害的全部工作场所，用人单位不得要求职业卫生技术服务机构仅对部分职业病危害因素或部分工作场所进行指定检测。

6.用人单位与职业卫生技术服务机构签订委托协议后，应将其生产工艺流程、产生职业病危害的原辅材料和设备、职业病防护设施、劳动工作制度等与检测有关的情况告知职业卫生技术服务机构。

7.用人单位应当在确保正常生产的状况下，配合职业卫生技术服务机构做好采样前的现场调查和工作日写实工作，并由陪同人员在技术服务机构现场记录表上签字确认。

8.职业卫生技术服务机构对用人单位工作场所进行现场调查后，结合用人单位提供的相关材料，制定现场采样和检测计划，用人单位主要负责人按照国家有关采样规范确认无误后，应当在现场采样和检测计划上签字。

9.职业卫生技术服务机构在进行现场采样检测时，用人单位应当保证生产过程处于正常状态，不得故意减少生产负荷或停产、停机。用人单位因故需要停产、停机或减负运行的，应当及时通知技术服务机构变更现场采样和检测计划。

10.用人单位应当对技术服务机构现场采样检测过程进行拍照或摄像留证。

11.采样检测结束时，用人单位陪同人员应当对现场采样检测记录进行确认并签字。

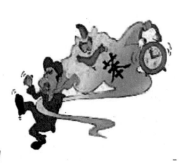

12.用人单位与职业卫生技术服务机构应当互相监督，保证采样检测符合以下要求：

（1）采用定点采样时，选择空气中有害物质浓度最高、劳动者接触时间最长的工作地点采样；采用个体采样时，选择接触有害物质浓度最高和接触时间最长的劳动者采样。

（2）空气中有害物质浓度随季节发生变

化的工作场所，选择空气中有害物质浓度最高的时节为重点采样时段；同时风速、风向、温度、湿度等气象条件应满足采样要求。

（3）在工作周内，应当将有害物质浓度最高的工作日选择为重点采样日；在工作日内，应当将有害物质浓度最高的时段选择为重点采样时段。

（4）高温测量时，对于常年从事接触高温作业的，测量夏季最热月份湿球黑球温度；不定期接触高温作业的，测量工期内最热月份湿球黑球温度；从事室外作业的，测量夏季最热月份晴天有太阳辐射时湿球黑球温度。

13. 用人单位在委托职业卫生技术服务机构进行定期检测过程中不得有下列行为：

（1）委托不具备相应资质的职业卫生技术服务机构检测；

（2）隐瞒生产所使用的原辅材料成分及用量、生产工艺与布局等有关情况；

（3）要求职业卫生技术服务机构在异常气象条件、减少生产负荷、开工时间不足等不能反映真实结果的状态下进行采样检测；

（4）要求职业卫生技术服务机构更改采样检测数据；

（5）要求职业卫生技术服务机构对指定地点或指定职业病危害因素进行采样检测；

（6）以拒付少付检测费用等不正当手段干扰职业卫生技术服务机构正常采样检测工作；

（7）妨碍正常采样检测工作，影响检测结果真实性的其他行为。

14. 用人单位应当要求职业卫生技术服务机构及时提供定期检测报告，定期检测报告经用人单位主要负责人审阅签字后归档。

在收到定期检测报告后一个月之内，用人单位应当将定期检测结果向所在地安全生产监督管理部门报告。

15. 定期检测结果中职业病危害因素浓度或强度超过职业接触限值的，职业卫生技术服务机构应提出相应整改建议。用人单位应结合本单位的实际情况，制定切实有效的整改方案，立即进行整改。整改落实情况应有明确的记录并存入职业卫生档案备查。

16. 用人单位应当及时在工作场所公告栏向劳动者公布定期检测结果和相应的防护措施。

（二）职业病危害现状评价

1. 职业病危害严重的用人单位，应当委托具有相应资质的职业卫生技术服务机构，每三年至少进行一次职业病危害现状评价。

2.存在职业病危害的用人单位，有下述情形之一的，应当及时委托具有相应资质的职业卫生技术服务机构进行职业病危害现状评价：

（1）初次申请职业卫生安全许可证，或者职业卫生安全许可证有效期届满申请换证的；

（2）发生职业病危害事故的；

（3）国家安全生产监督管理总局规定的其他情形。

3.用人单位应当落实职业病危害现状评价报告中提出的建议和措施，并将职业病危害现状评价结果及整改情况存入本单位职业卫生档案。

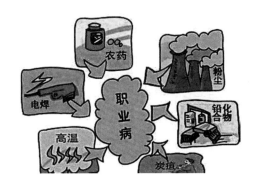

4.用人单位在日常的职业病危害监测或者定期检测、现状评价过程中，发现工作场所职业病危害因素不符合国家职业卫生标准和卫生要求时，应当立即采取相应治理措施，确保其符合职业卫生环境和条件的要求；仍然达不到国家职业卫生标准和卫生要求的，必须停止存在职业病危害因素的作业；职业病危害因素经治理后，符合国家职业卫生标准和卫生要求的，方可重新作业。

# 四、档案管理

职业卫生监测、评价管理档案应包括以下内容：

（1）生产工艺流程；

（2）职业病危害因素检测点分布示意图；

（3）可能产生职业病危害设备、材料和化学品一览表（附：化学品安全中文说明书、标签、标识及产品检验报告等）；

（4）接触职业病危害因素汇总表；

（5）职业病危害因素日常监测季报汇总表；

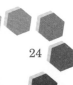

（6）职业卫生技术服务机构资质证书；

（7）职业病危害因素检测评价合同书；

（8）职业病危害检测与评价报告书；

（9）职业病危害因素检测与评价结果报告；

（10）职业病危害现状评价委托书；

（11）职业病危害现状评价报告及自行评审意见、报告修改及现场整改情况确认表。

# 五、法律责任

1.《中华人民共和国职业病防治法》第七十二条规定：

用人单位有下列行为之一的，由安全生产监督管理部门给予警告，责令限期改正，逾期不改正的，处 5 万元以上 20 万元以下的罚款；情节严重的，责令停止产生职业病危害的作业，或者提请有关人民政府按照国务院规定的权限责令关闭：

（1）工作场所职业病危害因素的强度或者浓度超过国家职业卫生标准的；

（2）未按照规定对工作场所职业病危害因素进行检测、评价的；

（3）工作场所职业病危害因素经治理仍然达不到国家职业卫生标准和卫生要求时，未停止存在职业病危害因素的作业的；

（4）隐瞒、伪造、篡改、毁损职业健康监护档案、工作场所职业病危害因素检测评价结果等相关资料，或者拒不提供职业病诊断、鉴定所需资料的。

2.《工作场所职业卫生监督管理规定》第五十一条规定：

用人单位有下列情形之一的，给予警告，责令限期改正；逾期未改正的，处 5 万元以上 20 万元以下的罚款；情节严重的，责令停止产生职业病危害的作业，或者提请有关人民政府按照国务院规定的权限责令关闭：

（1）工作场所职业病危害因素的强度或者浓度超过国家职业卫生标准的；

（2）未按照规定对工作场所职业病危害因素进行检测、现状评价的；

（3）工作场所职业病危害因素经治理仍然达不到国家职业卫生标准和卫生要求时，未停止存在职业病危害因素的作业的；

（4）隐瞒、伪造、篡改、毁损职业健康监护档案、工作场所职业病危害因素检测评价结果等相关资料，或者不提供职业病诊断、鉴定所需要资料的。

# 第六章 作业场所职业病防护设施

## 一、名词解释

职业病危害防护设施，是以预防、消除或者降低工作场所的职业病危害，减少职业病危害因素对劳动者健康的损害或影响，达到保护劳动者健康目的的装置、设施。

职业病防护设施，通常指应用工程技术手段控制工作场所产生的有毒有害物质，防止发生职业危害的一切技术措施。用人单位应根据自身的工艺特点、生产条件和工作场所存在的职业病危害因素性质选择相应的职业病防护设施。

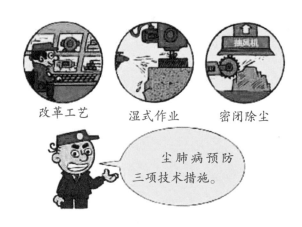

改革工艺　　湿式作业　　密闭除尘

尘肺病预防三项技术措施。

## 二、法律法规依据

1.《中华人民共和国职业病防治法》第二十二条规定：
用人单位必须采用有效的职业病防护设施。

2.《中华人民共和国职业病防治法》 第二十三条规定：

用人单位应当优先采用有利于防治职业病和保护劳动者健康的新技术、新工艺、新设备、新材料，逐步替代职业病危害严重的技术、工艺、设备、材料。

3.《工作场所职业卫生监督管理规定》（安监总局第47号令）第十二条规定：

产生职业病危害的用人单位的工作场所应当符合下列基本要求：

（1）生产布局合理，有害作业与无害作业分开；

（2）工作场所与生活场所分开，工作场所不得住人；

（3）有与职业病防治工作相适应的有效防护设施；

（4）职业病危害因素的强度或者浓度符合国家职业卫生标准；

（5）有配套的更衣间、洗浴间、孕妇休息间等卫生设施；

（6）设备、工具、用具等设施符合保护劳动者生理、心理健康的要求；

（7）法律、法规、规章和国家职业卫生标准的其他规定。

4.《工作场所职业卫生监督管理规定》（安监总局第47号令）第十八条规定：

用人单位应当对职业病防护设备、应急救援设施进行经常性的维护、检修和保养，定期检测其性能和效果，确保其处于正常状态，不得擅自拆除或者停止使用。

# 三、常见职业病防护设施种类

常见职业病防护设施见表6-1。

表6-1 常见职业病防护设施

| 序号 | 防护项目 | 设施名称 |
|---|---|---|
| 1 | 防尘 | 集尘风罩、过滤设备（滤芯）、电除尘器、湿法除尘器、洒水器 |
| 2 | 防毒 | 防隔离栏杆、防护罩、集毒风罩、过滤设备、排风扇（送风通风排毒）、燃烧净化装置、吸收和吸附净化装置<br>有毒气体报警器、防毒面具、防化服 |
| 3 | 防噪声、振动 | 隔音罩、隔音墙、减振器 |
| 4 | 防暑降温、防寒、防潮 | 空调、风扇、暖炉、除湿机 |
| 5 | 防非电离辐射（高频、微波、视频） | 屏蔽网、罩 |

| 序号 | 防护项目 | 设施名称 |
|---|---|---|
| 6 | 防电离辐射 | 屏蔽网、罩 |
| 7 | 防生物危害 | 防护网、杀虫设备 |
| 8 | 人机工效学 | 如通过技术设备改造，消除生产过程中的有毒有害源；生产过程中的密闭、机械化、连续化措施、隔离操作和自动控制等 |
| 9 | 安全标识 | 警示标识 |

# 四、职业病防护设施设计要求

## （一）防尘、防毒

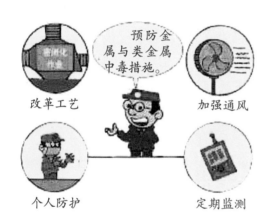

1. 优先采用先进的生产工艺、技术和无毒（害）或低毒（害）的原材料，消除或减少尘、毒职业性有害因素；对于工艺、技术和原材料达不到要求的，应根据生产工艺和粉尘、毒物特性，参照 GBZ/T194 的规定设计相应的防尘、防毒通风控制措施，使劳动者活动的工作场所有害物质浓度符合 GBZ2.1 要求；如预期劳动者接触浓度不符合要求的，应根据实际接触情况，参照 GBZ/T195、GB/T19664 的要求同时设计有效的个人防护措施。

2. 原材料选择应遵循无毒物质代替有毒物质，低毒物质代替高毒物质的原则。

3. 对产生粉尘、毒物的生产过程和设备（含露天作业的工艺设备），应优先采用机械化和自动化，避免直接人工操作。为防止物料跑、冒、滴、漏，其设备和管道应采取有效的密闭措施，密闭形式应根据工艺流程、设备特点、生产工艺、安全要求及便于操作、维修等因素确定，并应结合生产工艺采取通风和净化措施。对移动的扬尘和逸散毒物的作业，应与主体工程同时设计移动式轻便防尘和排毒设备。

4. 对于逸散粉尘的生产过程，应对产尘设备采取密闭措施；设置适宜的局部排风除尘设施对尘源进行控制；生产工艺和粉尘性质可采取湿式作业的，应采取湿法抑尘。当湿式作业仍不能满足卫生要求时，应采用其他通风、除尘方式。

5. 产生或可能存在毒物或酸碱等强腐蚀性物质的工作场所应设冲洗设施；高毒物质工作场所墙壁、顶棚和地面等内部结构和表面应采用耐腐蚀、不吸收、不吸附毒物的材料，必要时加设保护层；车间地面应平整防滑，易于冲洗清扫；可能产生积液的地面应做防渗透处理，并采用坡向排水系统，其废水纳入工业废水处理系统。

6. 贮存酸、碱及高危液体物质贮罐区周围应设置泄险沟（堰）。

7. 工作场所粉尘、毒物的发生源应布置在工作地点的自然通风或进风口的下风侧；放散不同有毒物质的生产过程所涉及的设施布置在同一建筑物内时，使用或产生高毒物质的工作场所应与其他工作场所隔离。

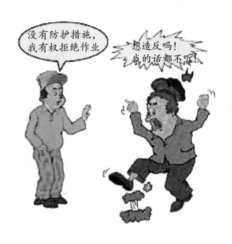

8. 防尘和防毒设施应依据车间自然通风风向、扬尘和逸散毒物的性质、作业点的位置和数量及作业方式等进行设计。经常有人来往的通道（地道、通廊），应有自然通风或机械通风，并不宜敷设有毒液体或有毒气体的管道。

9. 通风、除尘、排毒设计应遵循相应的防尘、防毒技术规范和规程的要求。

（1）当数种溶剂（苯及其同系物、醇类或醋酸酯类）蒸气或数种刺激性气体同时放散于空气中时，应按各种气体分别稀释至规定的接触限值所需要的空气量的总和计算全面通风换气量。除上述有害气体及蒸气外，其他有害物质同时放散于空气中时，通风量仅按需要空气量最大的有害物质计算。

（2）通风系统的组成及其布置应合理，能满足防尘、防毒的要求。容易凝结蒸气和聚积粉尘的通风管道、几种物质混合能引起爆炸、燃烧或形成危害更大的物质的通风管道，应设单独通风系统，不得相互连通。

（3）采用热风采暖、空气调节和机械通风装置的车间，其进风口应设置在室外空气清洁区并低于排风口，对有防火防爆要求的通风系统，其进风口应设在不可能有火花溅落的安全地点，排风口应设在室外安全处。相邻工作场所的进气和排气装置，应合理布置，避免气流短路。

（4）进风口的风量，应按防止粉尘或有害气体逸散至室内的原则通过计算确定。有条件时，应在投入运行前以实测数据或经验数值进行实际调整。

（5）供给工作场所的空气一般直接送至工作地点。放散气体的排出应根据工作场所的具体条件及气体密度合理设置排出区域及排风量。

（6）确定密闭罩进风口的位置、结构和风速时，应使罩内负压均匀，防止粉尘外逸并不致把物料带走。

（7）下列三种情况不宜采用循环空气：

① 空气中含有燃烧或爆炸危险的粉尘、纤维，含尘浓度大于或等于其爆炸下限的 25% 时；

② 对于局部通风除尘、排毒系统，在排风经净化后，循环空气中粉尘、有害气体浓度大于或等于其职业接触限值的 30% 时；

③ 空气中含有病原体、恶臭物质及有害物质浓度可能突然增高的工作场所。

（8）局部机械排风系统各类型排气罩应参照 GB/T16758 的要求，遵循形式适宜、位置正确、风量适中、强度足够、检修方便的设计原则，罩口风速或控制点风速应足以将发生源产生的尘、毒吸入罩内，确保达到高捕集效率。局部排风罩不能采用密闭形式时，应根据不同的工艺操作要求和技术经济条件选择适宜的伞形排风装置。

（9）输送含尘气体的风管宜垂直或倾斜敷设，倾斜敷设时，与水平面的夹角应＞45°。如必须设置水平管道时，管道不应过长，并应在适当位置设置清扫孔，方便清除积尘，防止管道堵塞。

（10）按照粉尘类别不同，通风管道内应保证达到最低经济流速。为便于除尘系统的测试，设计时应在除尘器的进出口处设可开闭式的测试孔，测试孔的位置应选在气流稳定的直管段，测试孔在不测试时应可以关闭。在有爆炸性粉尘及有毒有害气体净化系统中，宜设置连续自动检测装置。

（11）为减少对厂区及周边地区人员的危害及环境污染，散发有毒有害气体的设备所排出的尾气以及由局部排气装置排出的浓度较高的有害气体应通过净化处理设备后排出；直接排入大气的，应根据排放气体的落地浓度确定引出高度，使工作场所劳动者接触的落点浓度符合 GBZ2.1 的要求，还应符合 GB16297 和 GB3095 等相应环保标准的规定。

（12）含有剧毒、高毒物质或难闻气味物质的局部排风系统，或含有较高浓度的爆炸危险性物质的局部排风系统所排出的气体，应排至建筑物外空气动力阴影区和正压区之外。

10. 在生产中可能突然逸出大量有害物质或易造成急性中毒或易燃易爆的化学物质的室内作业场所，应设置事故通风装置及与事故排风系统相连锁的泄漏报警装置。

（1）事故通风宜由经常使用的通风系统和事故通风系统共同保证，但在发生事故时，必须保证能提供足够的通风量。事故通风的风量宜根据工艺设计要求通过计算确定，但换气次数不宜 < 12 次 /h。

（2）事故通风机的控制开关应分别设置在室内、室外便于操作的地点。

（3）事故排风的进风口，应设在有害气体或有爆炸危险的物质放散量可能最大或聚集最多的地点。对事故排风的死角处，应采取导流措施。

（4）事故排风装置排风口的设置应尽可能避免对人员的影响：

① 事故排风装置的排风口应设在安全处，远离门、窗及进风口和人员经常停留或经常通行的地点；

② 排风口不得朝向室外空气动力阴影区和正压区。

11. 在放散有爆炸危险的可燃气体、粉尘或气溶胶等物质的工作场所，应设置防爆通风系统或事故排风系统。

12. 应结合生产工艺和毒物特性，在有可能发生急性职业中毒的工作场所，根据自动报警装置技术发展水平设计自动报警或检测装置。

13. 检测报警点应根据 GBZ/T233 的要求，设在存在、生产或使用有毒气体的工作地点，包括可能释放高毒、剧毒气体的作业场所，可能大量释放或容易聚集的其他有毒气体的工作地点也应设置检测报警点。

14. 应设置有毒气体检测报警仪的工作地点，宜采用固定式；当不具备设置固定式的条件时，应配置便携式检测报警仪。

15. 毒物报警值应根据有毒气体毒性和现场实际情况至少设警报值和高报值。预报值为 MAC 或 PC-STEL 的 1/2，无 PC-STEL 的化学物质，警报值可设在相应超限倍数值的 1/2；警报值为 MAC 或 PC-STEL 值，无 PC-STEL 的化学物质，警报值可设在相应的超限倍数值；高报值应综合考虑有毒气体毒性、作业人员情况、事故后果、工艺设备等各种因素后设定。

16. 可能存在或产生有毒物质的工作场所应根据有毒物质的理化特性和危害特点配备现场急救用品，设置冲洗喷淋设备、应急撤离通道、必要的泄险区以及风向标。泄险区应低位设置且有防透水层，泄漏物质和冲洗水应集中纳入工业废水处理系统。

## （二）防暑、防寒

### 1. 防暑

应优先采用先进的生产工艺、技术和原材料，工艺流程的设计宜使操作人员远离热源，同时根据其具体条件采取必要的隔热、通风、降温等措施，消除高温职业危害。

对于工艺、技术和原材料达不到要求的，应根据生产工艺、技术、原材料特性以及自然条件，通过采取工程控制措施和必要的组织措施，如减少生产过程中的热和水蒸气释放，屏蔽热辐射源，加强通风，减少劳动时间，改善作业方式等，使室内和露天作业地点 WBGT 指数符合 GBZ2.2 的要求。对于劳动者室内和露天作业 WBGT 指数不符合标准要求的，应根据实际接触情况采取有效的个人防护措施。

应根据夏季主导风向设计高温作业厂房的朝向，使厂房能形成穿堂风或能增加自然通风的风压。高温作业厂房平面布置呈"L"型、"Π"型或"Ⅲ"型的，其开口部分宜位于夏季主导风向的迎风面。

高温作业厂房宜设有避风的天窗，天窗和侧窗宜便于开关和清扫。

夏季自然通风用的进气窗的下端距地面不宜＞1.2m，以便空气直接吹向工作地点；冬季需要自然通风时，应对通风设计方案进行技术经济比较，并根据热平衡的原则合理确定热风补偿系统容量，进气窗下端一般不宜＜4m；若＜4m时，宜采取防止冷风吹向工作地点的有效措施。

以自然通风为主的高温作业厂房应有足够的进、排风面积。产生大量热、湿气、有害气体的单层厂房的附属建筑物占用该厂房外墙的长度不得超过外墙全长的30%，且不宜设在厂房的迎风面。

产生大量热或逸出有害物质的车间，在平面布置上应以其最长边作为外墙。若四周均为内墙时，应采取向室内送入清洁空气的措施。

热源应尽量布置在车间外面；采用热压为主的自然通风时，热源应尽量布置在天窗的下方；采用穿堂风为主的自然通风时，热源应尽量布置在夏季主导风向的下风侧；热源布置应便于采用各种有效的隔热及降温措施。

车间内发热设备设置应按车间气流具体情况确定，一般宜在操作岗位夏季主导风向的下风侧、车间天窗下方的部位。

高温、强热辐射作业，应根据工艺、供水和室内微小气候等条件采用有效的隔热措施，如水幕、隔热水箱或隔热屏等。工作人员经常停留或靠近的高温地面或高温壁板，其表面平均温度不应＞40℃，瞬间最高温度也不宜于

> 60℃。

当高温作业时间较长，工作地点的热环境参数达不到卫生要求时，应采取降温措施：

（1）采用局部送风降温措施时，气流达到工作地点的风速控制设计应符合以下要求：

① 带有水雾的气流风速为 3m/s~5m/s，雾滴直径应 < 100μm；

② 不带水雾的气流风速，劳动强度 I 级的应控制在 2m/s~3m/s，Ⅱ级的控制在 3m/s~5m/s，Ⅲ级的控制在 4m/s~6m/s。

（2）设置系统式局部送风时，工作地点的温度和平均风速应符合表 6-2 的规定。

表 6-2　工作地点的温度和平均风速

| 热辐射强度 （W/m²） | 冬季 | | 夏季 | |
|---|---|---|---|---|
| | 温度（℃） | 风速（m/s） | 温度（℃） | 风速（m/s） |
| 350~700 | 20~25 | 1~2 | 26~31 | 1.5~3 |
| 701~1400 | 20~25 | 1~3 | 26~30 | 2~4 |
| 1401~2100 | 18~22 | 2~3 | 25~29 | 3~5 |
| 2101~2800 | 18~22 | 3~4 | 24~28 | 4~6 |
| 注 1：轻度强度作业时，温度宜采用表中较高值，风速宜采用较低值；重强度作业时，温度宜采用较低值，风速宜采用较高值；中度强度作业时，其数据可按插入法确定。 | | | | |
| 注 2：对于夏热冬冷（或冬暖）地区，表中夏季工作地点的温度，可提高 2℃。 | | | | |
| 注 3：当局部送风系统的空气需要冷却或加热处理时，其室外计算参数，夏季应采用通风室外计算温度及相对湿度；冬季应采用采暖室外计算温度。 | | | | |

工艺上以湿度为主要要求的空气调节车间，除工艺有特殊要求或已有规定者外，不同湿度条件下的空气温度应符合表 6-3 的规定。

表 6-3　空气调节厂房内不同湿度下的温度要求（上限值）

| 相对湿度（%） | < 55 | < 65 | < 75 | < 85 | ≥ 85 |
|---|---|---|---|---|---|
| 温度（℃） | 30 | 29 | 28 | 27 | 26 |

高温作业车间应设有工间休息室。休息室应远离热源，采取通风、降温、隔热等措施，使温度 ≤ 30℃；设有空气调节的休息室室内气温应保持在 24℃~28℃。对于可以脱离高温作业点的，可设观察（休息）室。

特殊高温作业，如高温车间桥式起重机驾驶室、车间内的监控室、操作室、炼焦车间拦焦车驾驶室等应有良好的隔热措施，热辐射强度应 < 700W/m²，室

内气温不应＞28℃。

当作业地点日最高气温≥35℃时，应采取局部降温和综合防暑措施，并应减少高温作业时间。

2.防寒

凡近十年每年最冷月平均气温≤8℃的月数≥3个月的地区应设集中采暖设施，＜2个月的地区应设局部采暖设施。当工作地点不固定，需要持续低温作业时，应在工作场所附近设置取暖室。

冬季寒冷环境工作地点采暖温度应符合表6-4要求。

表6-4　冬季工作地点的采暖温度（干球温度）

| 体力劳动强度级别 | 采暖温度（℃） |
|---|---|
| Ⅰ | ≥18 |
| Ⅱ | ≥16 |
| Ⅲ | ≥14 |
| Ⅳ | ≥12 |

注1：体力劳动强度分级见GBZ2.2，其中Ⅰ级代表轻劳动，Ⅱ级代表中等劳动，Ⅲ级代表重劳动，Ⅳ级代表极重劳动。

注2：当作业地点劳动者人均占用较大面积（50m$^2$~100m$^2$）、劳动强度Ⅰ级时，其冬季工作地点采暖温度可低至10℃，Ⅱ级时可低至7℃，Ⅲ级时可低至5℃。

注3：当室内散热量＜23W/m$^3$时，风速不宜＞0.3m/s；当室内散热量≥23W/m$^3$时，风速不宜＞0.5m/s。

采暖地区的生产辅助用室冬季室温宜符合表6-5规定。

表6-5　生产辅助用室的冬季温度

| 辅助用室名称 | 气温（℃） |
|---|---|
| 办公室、休息室、就餐场所 | ≥18 |
| 浴室、更衣室、妇女卫生室 | ≥25 |
| 厕所、盥洗室 | ≥14 |

注：工业企业辅助建筑，风速不宜＞0.3m/s。

工业建筑采暖的设置、采暖方式的选择应按照GB50019，根据建筑物规模、所在地区气象条件、能源状况、能源及环保政策等要求，采用技术可行、经济合理的原则确定。

冬季采暖室外计算温度≤–20℃的地区，为防止车间大门长时间或频繁开放而受冷空气的侵袭，应根据具体情况设置门斗、外室或热空气幕。

设计热风采暖时，应防止强烈气流直接对人产生不良影响，送风的最高温度不得超过70℃，送风宜避免直接面向人，室内气流一般应为0.1m/s～0.3m/s。

产生较多或大量湿气的车间，应设计必要的除湿排水防潮设施。

车间围护结构应防止雨水渗透，冬季需要采暖的车间，围护结构内表面（不包括门窗）应防止凝结水汽，特殊潮湿车间工艺上允许在墙上凝结水汽的除外。

（三）防噪声与振动

1. 防噪声

工业企业噪声控制应按GBJ87设计，对生产工艺、操作维修、降噪效果进行综合分析，采用行之有效的新技术、新材料、新工艺、新方法。对于生产过程和设备产生的噪声，应首先从声源上进行控制，使噪声作业劳动者接触噪声声级符合GBZ2.2的要求。采用工程控制技术措施仍达不到GBZ2.2要求的，应根据实际情况合理设计劳动作息时间，并采取适宜的个人防护措施。

产生噪声的车间与非噪声作业车间、高噪声车间与低噪声车间应分开布置。

工业企业设计中的设备选择，宜选用噪声较低的设备。

在满足工艺流程要求的前提下，宜将高噪声设备相对集中，并采取相应的隔声、吸声、消声、减振等控制措施。

为减少噪声的传播，宜设置隔声室。隔声室的天棚、墙体、门窗均应符合隔声、吸声的要求。

产生噪声的车间，应在控制噪声发生源的基础上，对厂房的建筑设计采取减轻噪声影响的措施，注意增加隔声、吸声措施。

非噪声工作地点的噪声声级的设计要求应符合表6-6规定的设计要求。

表6-6　非噪声工作地点噪声声级设计要求

| 地点名称 | 噪声声级 dB（A） | 工效限值 dB（A） |
| --- | --- | --- |
| 噪声车间观察（值班）室 | ≤ 75 | ≤ 55 |
| 非噪声车间办公室、会议室 | ≤ 60 | |
| 主控室、精密加工室 | ≤ 70 | |

2. 防振动

采用新技术、新工艺、新方法避免振动对健康的影响，应首先控制振动源，使手传振动接振强度符合GBZ2.2的要求，全身振动强度不超过表6-7规定的卫生限值。采用工程控制技术措施仍达不到要求的，应根据实际情况合理设计劳动作息时间，并采取适宜的个人防护措施。

表 6-7　全身振动强度卫生限值

| 工作日接触时间（t，h） | 卫生限值（m/s²） |
|:---:|:---:|
| 4 < t ≤ 8 | 0.62 |
| 2.5 < t ≤ 4 | 1.10 |
| 1.0 < t ≤ 2.5 | 1.40 |
| 0.5 < t ≤ 1.0 | 2.40 |
| t ≤ 0.5 | 3.60 |

工业企业设计中振动设备的选择，宜选用振动较小的设备。

产生振动的车间，应在控制振动发生源的基础上，对厂房的建筑设计采取减轻振动影响的措施。对产生强烈振动的车间应采取相应的减振措施，对振幅、功率大的设备应设计减振基础。

受振动（1Hz ~ 80Hz）影响的辅助用室（如办公室、会议室、计算机房、电话室、精密仪器室等），其垂直或水平振动强度不应超过表 6-8 中规定的设计要求。

表 6-8　辅助用室垂直或水平振动强度卫生限值

| 接触时间（t，h） | 卫生限值（m/s²） | 工效限值（m/s²） |
|:---:|:---:|:---:|
| 4 < t ≤ 8 | 0.31 | 0.098 |
| 2.5 < t ≤ 4 | 0.53 | 0.17 |
| 1.0 < t ≤ 2.5 | 0.71 | 0.23 |
| 0.5 < t ≤ 1.0 | 1.12 | 0.37 |
| t ≤ 0.5 | 1.8 | 0.57 |

## （四）防非电离辐射与电离辐射

产生工频电磁场的设备安装地址（位置）的选择应与居住区、学校、医院、幼儿园等保持一定的距离，使上述区域电场强度最高容许接触水平控制在 4kV/m。

对有可能危及电力设施安全的建筑物、构筑物进行设计时，应遵循国家有关法律、法规要求。

在选择极低频电磁场发射源和电力设备时，应综合考虑安全性、可靠性以及经济社会效益；新建电力设施时，应在不影响健康、社会效益以及技术经济可行的前提下，采取合理、有效的措施以降低极低频电磁场辐射的接触水平。

对于在生产过程中有可能产生非电离辐射的设备，应制定非电离辐射防护规划，采取有效的屏蔽、接地、吸收等工程技术措施及自动化或半自动化远距离操作，如预期不能屏蔽的应设计反射性隔离或吸收性隔离措施，使劳动者非电离辐射作业的接触水平符合 GBZ2.2 的要求。

设计劳动定员时应考虑电磁辐射环境对装有心脏起搏器病人等特殊人群的健康影响。

电离辐射防护应按 GB18871 及相关国家标准执行。

（五）采光和照明

工作场所采光设计按 GB/T50033 执行。

工作场所照明设计按 GB50034 执行。

照明设计宜避免眩光，充分利用自然光，选择适合目视工作的背景，光源位置选择宜避免产生阴影。

照明设计宜采取相应措施减少来自窗户眩光，如工作台方向设计宜使劳动者侧对或背对窗户，采用百叶窗、窗帘、遮盖布或树木，或半透明窗户等。

应减少裸光照射或使用深颜色灯罩，以完全遮蔽眩光或确保眩光在视野之外，避免来自灯泡眩光的影响。

应采取避免间接眩光（反射眩光）的措施，如合理设置光源位置，降低光源亮度，调整工作场所背景颜色。

在流水线从事关键技术工作岗位间的隔板不应影响光线或照明。

应使设备和照明配套，避免孤立的亮光光区，提高能见度及适宜光线方向。

应根据工作场所的环境条件，选用适宜的符合现行节能标准的灯具。

在潮湿的工作场所，宜采用防水灯具或带防水灯头的开敞式灯具。

在有腐蚀性气体或蒸气的工作场所，宜采用防腐蚀密闭式灯具。若采用开敞式灯具，各部分应有防腐蚀或防水措施。

在高温工作场所，宜采用散热性能好、耐高温的灯具。

在粉尘工作场所，应按粉尘性质和生产特点选择防水、防高温、防尘、防爆炸的适宜灯具。

在装有锻锤、大型桥式吊车等振动、摆动较大的工作场所使用的灯具，应有防振和防脱落措施。

在需防止紫外线照射的工作场所，应采用隔紫灯具或无紫光源。

在含有可燃易爆气体及粉尘的工作场所，应采用防爆灯具和防爆开关。

## （六）工作场所微小气候

工作场所的新风应来自室外，新风口应设置在空气清洁区，新风量应满足下列要求：非空调工作场所人均占用容积＜20m³的车间，应保证人均新风量≥30m³/h；如所占容积＞20m³时，应保证人均新风量≥20m³/h。采用空气调节的车间，应保证人均新风量≥30m³/h；洁净室的人均新风量应≥40m³/h。

封闭式车间人均新风量宜设计为30m³/h~50m³/h。微小气候的设计宜符合表6-9的要求。

表6-9　封闭式车间微小气候设计要求

| 参数 | 冬季 | 夏季 |
| --- | --- | --- |
| 温度（℃） | 20 ~ 24 | 25 ~ 28 |
| 风速（m/s） | ≤ 0.2 | ≤ 0.3 |
| 相对湿度（%） | 30 ~ 60 | 40 ~ 60 |
| 注：过渡季节微小气候计算参数取冬季、夏季插值。 | | |

## （七）辅助用室基本卫生要求

应根据工业企业生产特点、实际需要和使用方便的原则设置辅助用室，包括车间卫生用室（浴室、更/存衣室、盥洗室以及在特殊作业、工种或岗位设置的洗衣室）、生活室（休息室、就餐场所、厕所）、妇女卫生室，并应符合相应的卫生标准要求。

辅助用室应避开有害物质、病原体、高温等职业性有害因素的影响。建筑物内部构造应易于清扫，卫生设备便于使用。

浴室、盥洗室、厕所的设计，一般按劳动者最多的班组人数进行设计。存衣室设计计算人数应按车间劳动者实际总数计算。

工业园区内企业共用辅助用室的，应统筹考虑园区内各企业的特点。

1. 车间卫生用室

应根据车间的卫生特征设置浴室、更/存衣室、盥洗室，其卫生特征分级见表6-10。

表 6-10　车间卫生特征分级

| 卫生特征 | 1 级 | 2 级 | 3 级 | 4 级 |
|---|---|---|---|---|
| 有毒物质 | 易经皮肤吸收引起中毒的剧毒物质（如有机磷农药、三硝基甲苯、四乙基铅等） | 易经皮肤吸收或有恶臭的物质，或高毒物质（如丙烯腈、吡啶、苯酚等） | 其他毒物 | 不接触有害物质或粉尘，不污染或轻度污染身体（如仪表、金属冷加工、机械加工等） |
| 粉尘 | | 严重污染全身或对皮肤有刺激的粉尘（如碳黑、玻璃棉等） | 一般粉尘（棉尘） | |
| 其他 | 处理传染性材料、动物原料（如皮毛等） | 高温作业、井下作业 | 体力劳动强度Ⅲ级或Ⅳ级 | |

注：虽易经皮肤吸收，但易挥发的有毒物质（如苯等）可按 3 级确定。

2. 浴室

车间卫生特征 1 级、2 级的车间应设浴室；3 级的车间宜在车间附近或厂区设置集中浴室；4 级的车间可在厂区或居住区设置集中浴室。浴室可由更衣间、洗浴间和管理间组成。

浴室内一般按 4 ~ 6 个淋浴器设一具盥洗器。淋浴器的数量，可根据设计计算人数按表 6-11 计算。

表 6-11　每个淋浴器设计使用人数（上限值）

| 车间卫生特征 | 1 级 | 2 级 | 3 级 | 4 级 |
|---|---|---|---|---|
| 人数 | 3 | 6 | 9 | 12 |

注：需每天洗浴的炎热地区，每个淋浴器使用人数可适当减少。

女浴室和卫生特征 1 级、2 级的车间浴室不得设浴池。

体力劳动强度Ⅲ级或Ⅳ级者可设部分浴池，浴池面积一般可按 1 个淋浴器相当于 $2m^2$ 面积进行换算，但浴池面积不宜 < $5m^2$。

3. 更 / 存衣室

车间卫生特征 1 级的更 / 存衣室应分便服室和工作服室。工作服室应有良好的通风。

车间卫生特征 2 级的更 / 存衣室，便服室、工作服室可按照同室分柜存放的原则设计，以避免工作服污染便服。

车间卫生特征 3 级的更 / 存衣室，便服室、工作服室可按照同柜分层存放的原则设计。更衣室与休息室可合并设置。

车间卫生特征 4 级的更 / 存衣柜可设在休息室内或车间内适当地点。

4. 盥洗设施

车间内应设盥洗室或盥洗设备。接触油污的车间，应供给热水。盥洗水龙头的数量应根据设计计算人数按表 6-12 计算。

表 6-12　盥洗水龙头设计数量

| 车间卫生特征级别 | 每个水龙头的使用人数（人） |
| --- | --- |
| 1、2 | 20 ~ 30 |
| 3、4 | 31 ~ 40 |

盥洗设施宜分区集中设置。厂房内的盥洗室应做好地面排水，厂房外的盥洗设施还宜设置雨篷并应防冻。

应根据职业接触特征，对易沾染病原体或易经皮肤吸收的剧毒或高毒物质的特殊工种和污染严重的工作场所设置洗消室、消毒室及专用洗衣房等。

低温高湿的重负荷作业如冷库和地下作业等，应设工作服干燥室。

5. 生活用室

生活用室的配置应与产生有害物质或有特殊要求的车间隔开，应尽量布置在生产劳动者相对集中、自然采光和通风良好的地方。

应根据生产特点和实际需要设置休息室或休息区。休息室内应设置清洁饮水设施。女工较多的企业，应在车间附近清洁安静处设置孕妇休息室或休息区。

就餐场所的位置不宜距车间过远，但不能与存在职业性有害因素的工作场所相邻设置，并应根据就餐人数设置足够数量的洗手设施。就餐场所及所提供的食品应符合相关的卫生要求。

厕所不宜距工作地点过远，并应有排臭、防蝇措施。车间内的厕所，一般应为水冲式，同时应设洗手池、洗污池。寒冷地区宜设在室内。除有特殊需要，厕所的蹲位数应按使用人数设计。

男厕所：劳动定员男职工人数 < 100 人的工作场所可按 25 人设 1 个蹲位；> 100 人的工作场所每增 50 人增设 1 个蹲位。小便器的数量与蹲位的数量相同。

女厕所：劳动定员女职工人数＜100人的工作场所可按15人设1～2个蹲位；＞100人的工作场所，每增30人，增设1个蹲位。

6.妇女卫生室

人数最多班组女工＞100人的工业企业，应设妇女卫生室。

妇女卫生室由等候间和处理间组成。等候间应设洗手设备及洗涤池。处理间内应设温水箱及冲洗器。冲洗器的数量应根据设计计算人数确定。人数最多班组女工人数为100～200人时，应设1具冲洗器，＞200人时，每增加200人增设1个。

人数最多班组女工人数为40～100人的工业企业，可设置简易的温水箱及冲洗器。

# 五、职业病防护设施管理要求

1.职业病防护设施应该是经过国家质量监督检验合格的正规产品；设施符合特定使用场所职业病防护要求，能消除或降低职业病危害因素对劳动者健康的影响。职业病防护设施应保证确实有效，并应建立相应的保管制度，保证责任到位，有人负责，定期检查，及时维修，每天上班之前应有人检查防护设施是否能正常运转，并有日常运转记录，还应建立制度保障这些设备维修时的安全。

2.用人单位应建立职业病危害防护设施档案，主要内容：

（1）设备名称、型号、生产厂家名称、中文说明书、主要技术参数，以及安装部位、安装日期、使用目的等；

（2）防护效果评价的相关检测及评估资料；

（3）职业病危害防护设施日常运转记录；

（4）职业病危害防护设施定期检查记录；

（5）职业病危害防护设施维修记录；

（6）职业病防护设施档案应有人负责保管，定期更新，并应制定借阅登记制度。

# 六、法律责任

1.《中华人民共和国职业病防治法》第七十二条规定：

用人单位违反本法规定，有下列行为之一的，由安全生产监督管理部门给予警告，责令限期改正，逾期不改正的，处 5 万元以上 20 万元以下的罚款；情节严重的，责令停止产生职业病危害的作业，或者提请有关人民政府按照国务院规定的权限责令关闭：

（1）未提供职业病防护设施和个人使用的职业病防护用品，或者提供的职业病防护设施和个人使用的职业病防护用品不符合国家职业卫生标准和卫生要求的；

（2）对职业病防护设备、应急救援设施和个人使用的职业病防护用品未按照规定进行维护、检修、检测，或者不能保持正常运行、使用状态的。

2.《工作场所职业卫生监督管理规定》第五十一条规定：

用人单位有下列情形之一的，给予警告，责令限期改正；逾期未改正的，处 5 万元以上 20 万元以下的罚款；情节严重的，责令停止产生职业病危害的作业，或者提请有关人民政府按照国务院规定的权限责令关闭：

（1）未提供职业病防护设施和劳动者使用的职业病防护用品，或者提供的职业病防护设施和劳动者使用的职业病防护用品不符合国家职业卫生标准和卫生要求的；

（2）未按照规定对职业病防护设备、应急救援设施和劳动者职业病防护用品进行维护、检修、检测，或者不能保持正常运行、使用状态的。

3.《工作场所职业卫生监督管理规定》第五十二条规定：

用人单位有下列情形之一的，责令限期改正，并处 5 万元以上 30 万元以下的罚款；情节严重的，责令停止产生职业病危害的作业，或者提请有关人民政府按照国务院规定的权限责令关闭：

（1）使用国家明令禁止使用的可能产生职业病危害的设备或者材料的；

（2）将产生职业病危害的作业转移给没有职业病防护条件的单位和个人，或者没有职业病防护条件的单位和个人接受产生职业病危害的作业的；

（3）擅自拆除、停止使用职业病防护设备或者应急救援设施的；

（4）违章指挥和强令劳动者进行没有职业病防护措施的作业的。

# 第七章　个体防护用品

## 一、名词解释

个体防护用品（装备）也称劳动防护用品，是指由用人单位为劳动者配备的，使其在劳动过程中防御物理、化学、生物等外界因素伤害所穿戴、配备和使用的各种护品的总称。

## 二、主要法律依据

1.《中华人民共和国职业病防治法》第二十二条规定：

用人单位必须为劳动者提供个人使用的职业病防护用品。

用人单位为劳动者个人提供的职业病防护用品必须符合防治职业病的要求；不符合要求的，不得使用。

2.《作业场所职业卫生监督管理规定》（安监总局令〔2012〕第47号）第十六条规定：

用人单位应当为劳动者提供符合国家职业卫生标准的职业病防护用品，并督促、指导劳动者按照使用规则正确佩戴、使用，不得发放钱物替代发放职业病防护用品。

用人单位应当对职业病防护用品进行经常性的维护、保养，确保防护用品有效，不得使用不符合国家职业卫生标准或者已经失效的职业病防护用品。

## 三、个体防护用品的分类

1.头部防护用品：防尘帽、防寒帽、防高温帽、防电离辐射帽。

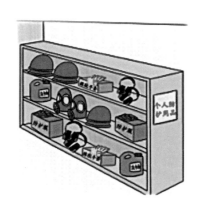

2.呼吸器官防护用品：防尘口罩、防毒口罩（面罩）。

3.眼面部防护用品：护目镜、全面罩等；

4.听觉器官防护用品：耳塞、耳罩、耳帽等。

5.手部防护用品：防寒手套、防毒手套、防高温手套、防酸碱手套、防振动手套等。

6.足部防护用品：防寒鞋、防高温鞋、防酸碱鞋、防振动鞋等。

7.躯体防护用品：防寒服、防高温服、耐酸碱服等。

8.护肤用品。

# 四、个体防护用品的选择

用人单位应按照识别、评价、选择的程序，结合劳动者作业方式和工作条件，并考虑其个人特点及劳动强度，选择防护功能和效果适用的劳动防护用品。

1.接触粉尘、有毒、有害物质的劳动者应当根据不同粉尘种类、粉尘浓度及游离二氧化硅含量和毒物的种类及浓度配备相应的呼吸器、防护服、防护手套和防护鞋等。具体可参照《呼吸防护用品自吸过滤式防颗粒物呼吸器》（GB2626）、《呼吸防护用品的选择、使用及维护》（GB/T18664）、《防护服装化学防护服的选择、使用和维护》（GB/T24536）、《手部防护防护手套的选择、使用和维护指南》（GB/T29512）和《个体防护装备足部防护鞋（靴）的选择、使用和维护指南》（GB/T28409）等标准。

工作场所存在高毒物品目录中的确定人类致癌物质（见表7-1），当浓度达到其1/2职业接触限值（PC-TWA或MAC）时，用人单位应为劳动者配备相应的劳动防护用品，并指导劳动者正确佩戴和使用。

表7-1　高毒物品目录中确定人类致癌物质表

| 序号 | 毒物名称 | 英文名称 | MAC (mg/m³) | PC-TWA (mg/m³) |
|---|---|---|---|---|
| 1 | 苯 | benzene | – | 6 |
| 2 | 甲醛 | formaldehyde | 0.5 | – |
| 3 | 铬及其化合物（三氧化铬、铬酸盐、重铬酸盐） | chromicandcompounds（chromiumtrioxide,chromate,dichrome） | – | 0.05 |

| 序号 | 毒物名称 | 英文名称 | MAC<br>(mg/m³) | PC-TWA<br>(mg/m³) |
|---|---|---|---|---|
| 4 | 氯乙烯 | vinylchloride | – | 10 |
| 5 | 焦炉逸散物 | cokeovenemissions | – | 0.1 |
| 6 | 镍与难溶性镍化合物 | nickelandinsolublecompounds | – | 1 |
| 7 | 可溶性镍化合物 | solublenickelcompounds | – | 0.5 |
| 8 | 铍及其化合物 | berylliumandcompounds | – | 0.0005 |
| 9 | 砷及其无机化合物 | arsenicandinorganiccompounds | – | 0.01 |
| 10 | 砷化（三）氢；胂 | arsine | 0.03 | – |
| 11 | （四）羰基镍 | nickelcarbonyli | 0.002 | – |
| 12 | 氯甲基醚 | chloromethylmethylether | 0.005 | – |
| 13 | 镉及其化合物 | cadmiumandcompounds | – | 0.01 |
| 14 | 石棉总尘/纤维 | asbestos | – | 0.8<br>0.8f/mL |

注：根据最新发布的《高毒物品目录》和确定人类致癌物质随时调整。

## 表7-2　呼吸器选用一览表

| 危害因素 | 分类 | 要求 |
|---|---|---|
| 颗粒物 | 一般粉尘，如煤尘、水泥尘、木粉尘、云母尘、滑石尘及其他粉尘 | 过滤效率至少满足《呼吸防护用品自吸过滤式防颗粒物呼吸器》（GB2626）规定的KN90级别的防颗粒物呼吸器。 |
| | 石棉 | 可更换式防颗粒物半面罩或全面罩，过滤效率至少满足GB2626规定的KN95级别的防颗粒物呼吸器。 |
| | 矽尘、金属粉尘（如铅尘、镉尘）、砷尘、烟（如焊接烟、铸造烟） | 过滤效率至少满足GB2626规定的KN95级别的防颗粒物呼吸器。 |
| | 放射性颗粒物 | 过滤效率至少满足GB2626规定的KN100级别的防颗粒物呼吸器。 |
| | 致癌性油性颗粒物（如焦炉烟、沥青烟等） | 过滤效率至少满足GB2626规定的KP95级别的防颗粒物呼吸器。 |

| 危害因素 | 分类 | 要求 |
|---|---|---|
| 化学物质 | 窒息气体 | 隔绝式正压呼吸器 |
| | 无机气体、有机蒸气 | 防毒面罩类型：工作场所毒物浓度超标不大于10倍，使用送风或自吸过滤半面罩；工作场所毒物浓度超标不大于100倍，使用送风或自吸过滤全面罩；工作场所毒物浓度超标大于100倍，使用隔绝式或送风过滤式全面罩。 |
| | 酸、碱性溶液、蒸气 | 防酸碱面罩、防酸碱手套、防酸碱服、防酸碱鞋。 |

表 7-3　我国防毒面具滤毒盒分类及颜色标识规定

| 滤毒盒类型 | 防护气体类型 | 标识颜色 |
|---|---|---|
| A | 有机气体或蒸汽 | 褐色 |
| B | 无机气体或蒸汽 | 灰色 |
| E | 二氧化硫和其他酸性气体 | 黄色 |
| K | 氨气及氨的有机衍生物 | 绿色 |
| CO | 一氧化碳气体 | 白色 |
| Hg | 汞蒸气 | 红色 |
| $H_2S$ | 硫化氢气体 | 蓝色 |

　　使用滤材可分为：颗粒状物质防护、气状物资防护、兼用式防护（颗粒＋气体）。

　　气体不同，滤材也不同，根据 GB2890《呼吸防护－自吸过滤防毒面具》分为：有机气体、无机气体、酸性气体、氨气、一氧化碳、汞、硫化氢等。

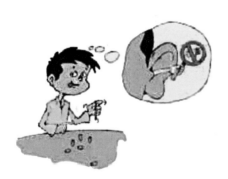

　　2. 接触噪声的劳动者，当暴露于 $80dB \leq L_{EX,8h} < 85dB$ 的工作场所时，用人单位应当根据劳动者需求为其配备适用的护听器；当暴露于 $L_{EX,8h} \geq 85dB$ 的工作场所时，用人单位必须为劳动者配备适用的护听器，并指导劳动者正确佩戴和使用。具体可参照《护听器的选择指南》（GB/T23466）。

表 7-4　护听器的选用

| 危害因素 | 分类 | 要求 |
|---|---|---|
| 噪声 | 劳动者暴露于工作场所 80dB ≤ $L_{EX,8h}$ < 85dB 的 | 用人单位应根据劳动者需求为其配备适用的护听器。 |
| | 劳动者暴露于工作场所 $L_{EX,8h}$ ≥ 85dB 的 | 用人单位应为劳动者配备适用的护听器，并指导劳动者正确佩戴和使用。劳动者暴露于工作场所 $L_{EX,8h}$ 为 85~95dB 的应选用护听器 SNR 为 17~34dB 的耳塞或耳罩；劳动者暴露于工作场所 $L_{EX,8h}$ ≥ 95dB 的应选用护听器 SNR ≥ 34dB 的耳塞、耳罩或者同时佩戴耳塞和耳罩，耳塞和耳罩组合使用时的声衰减值，可按二者中较高的声衰减值增加 5dB 估算。 |

3. 工作场所中存在电离辐射危害的，经危害评价确认劳动者需佩戴劳动防护用品的，用人单位可参照电离辐射的相关标准及《个体防护装备配备基本要求》(GB/T29510)为劳动者配备劳动防护用品，并指导劳动者正确佩戴和使用。

4. 从事存在物体坠落、碎屑飞溅、转动机械和锋利器具等作业的劳动者，用人单位还可参照《个体防护装备选用规范》（GB/T11651）、《头部防护安全帽选用规范》（GB/T30041）和《坠落防护装备安全使用规范》（GB/T23468）等标准，为劳动者配备适用的劳动防护用品。

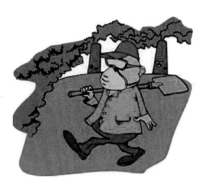

5. 注意事项

（1）同一工作地点存在不同种类的危险、有害因素的，应当为劳动者同时提供防御各类危害的劳动防护用品。需要同时配备的劳动防护用品，还应考虑其可兼容性。

劳动者在不同地点工作，并接触不同的危险、有害因素，或接触不同的危害程度的有害因素的，为其选配的劳动防护用品应满足不同工作地点的防护需求。

（2）劳动防护用品的选择还应当考虑其佩戴的合适性和基本舒适性，根据个人特点和需求选择适合型号、式样。

（3）用人单位应当在可能发生急性职业损伤的有毒、有害工作场所配备应急劳动防护用品，放置于现场临近位置并有醒目标识。

用人单位应当为巡检等流动性作业的劳动者配备随身携带的个人应急防护用品。

（4）用人单位不得以劳动防护用品替代工程防护设施和其他技术、管理措施。

（5）用人单位应当健全管理制度，加强劳动防护用品配备、发放、使用等管理工作。

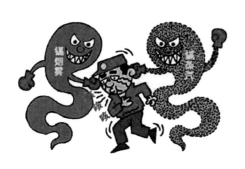

（6）用人单位应当安排专项经费用于配备劳动防护用品，不得以货币或者其他物品替代。该项经费计入生产成本，据实列支。

（7）用人单位应当为劳动者提供符合国家标准或者行业标准的劳动防护用品。使用进口的劳动防护用品，其防护性能不得低于我国相关标准。

（8）鼓励用人单位购买、使用获得安全标志的劳动防护用品。

（9）劳动者在作业过程中，应当按照规章制度和劳动防护用品使用规则，正确佩戴和使用劳动防护用品。

（10）用人单位使用的劳务派遣工、接纳的实习学生应当纳入本单位人员统一管理，并配备相应的劳动防护用品。对处于作业地点的其他外来人员，必须按照与进行作业的劳动者相同的标准，正确佩戴和使用劳动防护用品。

# 五、劳动防护用品采购、发放、培训及使用

1.用人单位应当根据劳动者工作场所中存在的危险、有害因素种类及危害程度、劳动环境条件、劳动防护用品有效使用时间制定适合本单位的劳动防护用品配备标准（样表附后）。

2.用人单位应当根据劳动防护用品配备标准制定采购计划，购买符合标准的合格产品。

3.用人单位应当查验并保存劳动防护用品检验报告等质量证明文件的原件或复印件。

4.用人单位应当确保已采购劳动防护用品的存储条件，并保证其在有效期内。

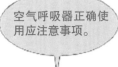

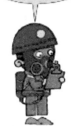

5. 用人单位应当按照本单位制定的配备标准发放劳动防护用品，并作好登记（样表附后）。

6. 用人单位应当对劳动者进行劳动防护用品的使用、维护等专业知识的培训。

7. 用人单位应当督促劳动者在使用劳动防护用品前，对劳动防护用品进行检查，确保外观完好、部件齐全、功能正常。

8. 用人单位应当定期对劳动防护用品的使用情况进行检查，确保劳动者正确使用。

## 六、劳动防护用品维护、更换及报废

1. 劳动防护用品应当按照要求妥善保存，及时更换。

公用的劳动防护用品应当由车间或班组统一保管，定期维护。

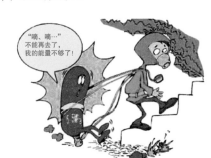

2. 用人单位应当对应急劳动防护用品进行经常性的维护、检修，定期检测劳动防护用品的性能和效果，保证其完好有效。

3. 用人单位应当按照劳动防护用品发放周期定期发放，对工作过程中损坏的，用人单位应及时更换。

4. 安全帽、呼吸器、绝缘手套等安全性能要求高、易损耗的劳动防护用品，应当按照有效防护功能最低指标和有效使用期，到期强制报废。

## 七、档案管理

用人单位个体防护用品管理档案主要包括：

（1）配备标准；

（2）发放记录；

（3）培训记录（包括培训计划、时间、地点、参加人员、培训内容等）；

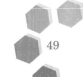

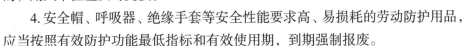

（4）维护保养记录。

**样表1　用人单位劳动防护用品配备标准**

| 岗位 / 工种 | 作业者 数量 | 危险、 有害因 素类别 | 危险、 有害因 素浓度 / 强度 | 配备的 防护用 品种类 | 防护 用品 型号 / 级别 | 防护用 品发放 周期 | 呼吸器 过滤元 件更换 周期 |
|---|---|---|---|---|---|---|---|
|  |  |  |  |  |  |  |  |
|  |  |  |  |  |  |  |  |
|  |  |  |  |  |  |  |  |
|  |  |  |  |  |  |  |  |
|  |  |  |  |  |  |  |  |
|  |  |  |  |  |  |  |  |

**样表2　年度个人防护用品发放使用记录**

| 车间 / 岗位 名称 | 接触职业病 危害因素 | 个人防护 用品名称 | 型号 | 数量 | 领取人 | 领取 日期 |
|---|---|---|---|---|---|---|
|  |  |  |  |  |  |  |
|  |  |  |  |  |  |  |
|  |  |  |  |  |  |  |
|  |  |  |  |  |  |  |
|  |  |  |  |  |  |  |
|  |  |  |  |  |  |  |
|  |  |  |  |  |  |  |
|  |  |  |  |  |  |  |
|  |  |  |  |  |  |  |
|  |  |  |  |  |  |  |

|  |  |  |  |  |  |  |
|--|--|--|--|--|--|--|
|  |  |  |  |  |  |  |

编制：_____ 审核（签名）：_____ 编制日期：_____

附：个人防护用品的生产、供货单位，使用说明和产品合格证明。

# 八、法律责任

《中华人民共和国职业病防治法》第七十二条规定：

用人单位违反本法规定，有下列行为之一的，由安全生产监督管理部门给予警告，责令限期改正，逾期不改正的，处 5 万元以上 20 万元以下的罚款；情节严重的，责令停止产生职业病危害的作业，或者提请有关人民政府按照国务院规定的权限责令关闭：

（1）未提供职业病防护设施和个人使用的职业病防护用品，或者提供的职业病防护设施和个人使用的职业病防护用品不符合国家职业卫生标准和卫生要求的；

（2）对职业病防护设备、应急救援设施和个人使用的职业病防护用品未按照规定进行维护、检修、检测，或者不能保持正常运行、使用状态的。

# 第八章 职业病危害告知、公告栏及警示标识

## 一、名词解释

职业病危害告知，是指用人单位通过与劳动者签订劳动合同、公告、培训等方式，使劳动者知晓工作场所产生或存在的职业病危害因素、防护措施、对健康的影响以及健康检查结果等的行为。

职业病危害警示标识，是指在工作场所中设置的可以提醒劳动者对职业病危害产生警觉并采取相应防护措施的图形标识、警示线、警示语句和文字说明以及组合使用的标识等。

用人单位劳动者，是指包括用人单位的合同制、聘用制、劳务派遣等性质的劳动者。

## 二、法律依据

1.《中华人民共和国职业病防治法》第二十四条规定：

产生职业病危害的用人单位，应当在醒目位置设置公告栏，公布有关职业病防治的规章制度、操作规程、职业病危害事故应急救援措施和工作场所职业病危害因素检测结果。

对产生严重职业病危害的作业岗位，应当在其醒目位置，设置警示标识和中文警示说明。警示说明应当载明产生职业病危害的种类、后果、预防以及应急救治措施等内容。

2.《工作场所职业卫生监督管理规定》（国家安全监管总局令第47号）第十五条规定：

产生职业病危害的用人单位，应当在醒目位置设置公告栏，公布有关职业病防治的规章制度、操作规程、职业病危害事故应急救援措施和工作场所职业

病危害因素检测结果。

存在或者产生职业病危害的工作场所、作业岗位、设备、设施，应当按照《工作场所职业病危害警示标识》（GBZ158）的规定，在醒目位置设置图形、警示线、警示语句等警示标识和中文警示说明。警示说明应当载明产生职业病危害的种类、后果、预防和应急处置措施等内容。

存在或产生高毒物品的作业岗位，应当按照《高毒物品作业岗位职业病危害告知规范》（GBZ/T203）的规定，在醒目位置设置高毒物品告知卡，告知卡应当载明高毒物品的名称、理化特性、健康危害、防护措施及应急处理等告知内容与警示标识。

# 三、主要管理工作内容

1. 用人单位应当依法开展工作场所职业病危害因素检测评价，识别分析工作过程中可能产生或存在的职业病危害因素。

2. 用人单位应将工作场所可能产生的职业病危害如实告知劳动者，在醒目位置设置职业病防治公告栏，并在可能产生严重职业病危害的作业岗位以及产生职业病危害的设备、材料、贮存场所等设置警示标识。

3. 用人单位应当依法开展职业卫生培训，使劳动者了解警示标识的含义，并针对警示的职业病危害因素采取有效的防护措施。

4. 依据《中华人民共和国职业病防治法》《工作场所职业卫生监督管理规定》等法律法规及规章的规定，对用人单位不履行职业病危害告知、不设置公告栏及警示标识的行为，将予以处罚。

## （一）职业病危害告知、公告栏设置

产生职业病危害的用人单位应将工作过程中可能接触的职业病危害因素的种类、危害程度、危害后果、提供的职业病防护设施、个人使用的职业病防护用品、职业健康检查和相关待遇等如实告知劳动者，不得隐瞒或者欺骗。

1. 用人单位与劳动者订立劳动合同（含聘用合同，下同）时，应当在劳动合同中写明工作过程可能产生的职业病危害及其后果、职业病危害防护措施和待遇（岗位津贴、工伤保险等）等内容。同时，以书面形式告知劳务派遣人员。

格式合同文本内容不完善的，应以合同附件形式签署职业病危害告知书（见示例1）。

示例1：劳动合同职业病危害因素告知书

_____同志：

您所在的 _____车间_____岗位，存在职业病危害因素有_____

_____。如防护不当，该职业病危害因素可能对您造成损害。

在本岗位，本用人单位按照国家有关规定，对职业病危害因素采取了职业病防护措施，并对您发放以下个人防护用品_____本单位将按照国家有关法律、法规，为您提供相应待遇。

当您的工作岗位发生变更时，请重新与本单位签定劳动合同职业病危害因素告知书。

请您履行以下义务：

自觉遵守用人单位制定的本岗位职业卫生操作规程和制度，正确使用职业病防护设备和个人职业病防护用品，积极参加职业卫生知识培训，定期参加职业病健康体检，发现职业病危害隐患事故应当及时报告用人单位，树立自我保护意识，积极配合用人单位，避免职业病的发生。欢迎您随时提出行之有效的预防职业病的建议。

特此告知。

用人单位盖章                                    本人签字：

　　年　月　日                                  年　月　日

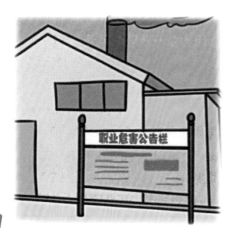

2. 劳动者在履行劳动合同期间因工作岗位或者工作内容变更，从事与所订立劳动合同中未告知的存在职业病危害的作业时，用人单位应当依照本规范第七条的规定，向劳动者履行如实告知的义务，并协商变更原劳动合同相关条款。

3. 用人单位应对劳动者进行上岗前的职业卫生培训和在岗期间的定期职业卫生培训，使劳动者知悉工作场所存在的职业病危害，掌握有关职业病防治的规章制度、操作规程、应急救援措施、职业病防护设施和个人防护用品的正确使用维护方法及相关警示标识的含义，并经书面和实际操作考试合格后方可上岗作业。

4.产生职业病危害的用人单位应当设置公告栏，公布本单位职业病防治的规章制度等内容。

设置在办公区域的公告栏，主要公布本单位的职业卫生管理制度和操作规程等；

设置在工作场所的公告栏，主要公布存在的职业病危害因素及岗位、健康危害、接触限值、应急救援措施，以及工作场所职业病危害因素检测结果、检测日期、检测机构名称等（见示例2）。

示例2：职业卫生公告栏

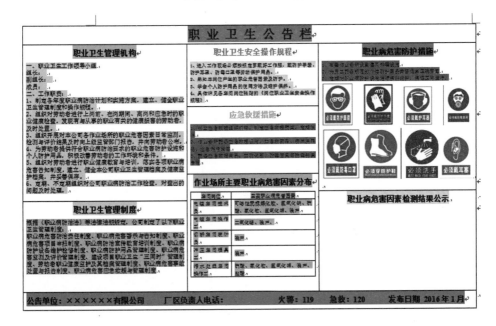

5.用人单位要按照规定组织从事接触职业病危害作业的劳动者进行上岗前、在岗期间和离岗时的职业健康检查，并将检查结果书面告知劳动者本人。用人单位书面告知文件要留档备查。

（二）职业病危害警示标识

用人单位应在产生或存在职业病危害因素的工作场所、作业岗位、设备、材料（产品）包装、贮存场所设置相应的警示标识。

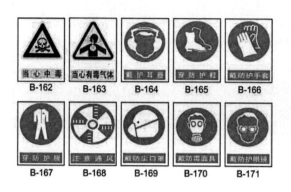

1. 产生职业病危害的工作场所，应当在工作场所入口处及产生职业病危害的作业岗位或设备附近的醒目位置设置警示标识：

（1）产生粉尘的工作场所设置"注意防尘"、"戴防尘口罩"、"注意通风"等警示标识，对皮肤有刺激性或经皮肤吸收的粉尘工作场所还应设置"穿防护服"、"戴防护手套"、"戴防护眼镜"，产生含有有毒物质的混合性粉（烟）尘的工作场所应设置"戴防尘毒口罩"；

（2）放射工作场所设置"当心电离辐射"等警示标识，在开放性同位素工作场所设置"当心裂变物质"；

（3）有毒物品工作场所设置"禁止入内"、"当心中毒"、"当心有毒气体"、"必须洗手"、"穿防护服"、"戴防毒面具"、"戴防护手套"、"戴防护眼镜"、"注意通风"等警示标识，并标明"紧急出口"、"救援电话"等警示标识；

（4）能引起职业性灼伤或腐蚀的化学品工作场所，设置"当心腐蚀"、"腐蚀性"、"遇湿具有腐蚀性"、"当心灼伤"、"穿防护服"、"戴防护手套"、"穿防护鞋"、"戴防护眼镜"、"戴防毒口罩"等警示标识；

（5）产生噪声的工作场所设置"噪声有害"、"戴护耳器"等警示标识；

（6）高温工作场所设置"当心中暑"、"注意高温"、"注意通风"等警示标识；

（7）能引起电光性眼炎的工作场所设置"当心弧光"、"戴防护镜"等警示标识；

（8）生物因素所致职业病的工作场所设置"当心感染"等警示标识；

（9）存在低温作业的工作场所设置"注意低温"、"当心冻伤"等警示标识；

（10）密闭空间作业场所出入口设置"密闭空间作业危险"、"进入需许可"等警示标识；

（11）产生手传振动的工作场所设置"振动有害"、"使用设备时必须戴

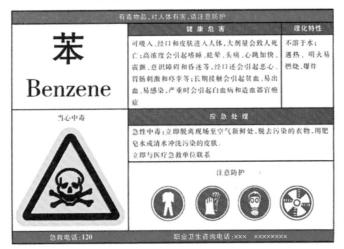

防振手套"等警示标识；

（12）能引起其他职业病危害的工作场所设置"注意XX危害"等警示标识。

2.生产、使用有毒物品工作场所应当设置黄色区域警示线。生产、使用高毒、剧毒物品工作场所应当设置红色区域警示线。警示线设在生产、使用有毒物品的车间周围外缘不少于30cm处，警示线宽度不少于10cm。

3.开放性放射工作场所监督区设置黄色区域警示线，控制区设置红色区域警示线；室外、野外放射工作场所及室外、野外放射性同位素及其贮存场所应设置相应警示线。

4.对产生严重职业病危害的作业岗位，除按要求设置警示标识外，还应当在其醒目位置设置职业病危害告知卡（以下简称告知卡，见示例3）。

示例3：职业病危害告知卡

5.告知卡应当标明职业病危害因素名称、理化特性、健康危害、接触限值、防护措施、应急处理及急救电话、职业病危害因素检测结果及检测时间等。

6.符合以下条件之一，即为产生严重职业病危害的作业岗位：

（1）存在矽尘或石棉粉尘的作业岗位；

（2）存在"致癌"、"致畸"等有害物质或者可能导致急性职业性中毒的作业岗位；

（3）放射性危害作业岗位。

7.使用可能产生职业病危害的化学品、放射性同位素和含有放射性物质的材料的，必须在使用岗位设置醒目的警示标识和中文警示说明（示例3），警示说明应当载明产品特性、主要成分、存在的有害因素、可能产生的危害后果、安全使用注意事项、职业病防护以及应急救治措施等内容。

8. 贮存可能产生职业病危害的化学品、放射性同位素和含有放射性物质材料的场所，应当在入口处和存放处设置"当心中毒"、"当心电离辐射"、"非工作人员禁止入内"等警示标识。

9. 使用可能产生职业病危害的设备的，除设置警示标识外，还应当在设备醒目位置设置中文警示说明。警示说明应当载明设备性能、可能产生的职业病危害、安全操作和维护注意事项、职业病防护以及应急救治措施等内容。

10. 为用人单位提供可能产生职业病危害的设备或可能产生职业病危害的化学品、放射性同位素和含有放射性物质的材料的，应当依法在设备或者材料的包装上设置警示标识和中文警示说明。

11. 高毒、剧毒物品工作场所应急撤离通道设置"紧急出口"，泄险区启用时应设置"禁止入内"、"禁止停留"等警示标识。

12. 维护和检修装置时产生或可能产生职业病危害的，应在工作区域设置相应的职业病危害警示标识。

（三）公告栏与警示标识的设置规范

1. 公告栏应设置在用人单位办公区域、工作场所入口处等方便劳动者观看的醒目位置。告知卡应设置在产生或存在严重职业病危害的作业岗位附近的醒目位置。

2. 公告栏和告知卡应使用坚固材料制成，尺寸大小应满足内容需要，高度应适合劳动者阅读，内容应字迹清楚、颜色醒目。

3. 用人单位多处场所都涉及同一职业病危害因素的，应在各工作场所入口处均设置相应的警示标识。

4. 工作场所内存在多个产生相同职业病危害因素的作业岗位的，临近的作业岗位可以共用警示标识、中文警示说明和告知卡。

5. 警示标识（不包括警示线）采用坚固耐用、不易变形变质、阻燃的材料制作。有触电危险的工作场所使用绝缘材料。可能产生职业病危害的设备及化学品、放射性同位素和含放射性物质的材料（产品）包装上，可直接粘贴、印刷或者喷涂警示标识。

6. 警示标识设置的位置应具有良好的照明条件。井下警示标识应用反光材料制作。

7. 公告栏、告知卡和警示标识不应设在门窗或可移动的物体上，其前面不得放置妨碍认读的障碍物。

8.多个警示标识在一起设置时，应按禁止、警告、指令、提示类型的顺序，先左后右、先上后下排列。

9.警示标识的规格要求等按照《工作场所职业病危害警示标识》（GBZ158）执行。

### （四）公告栏与警示标识的维护更换

1.公告栏中公告内容发生变动后应及时更新，职业病危害因素检测结果应在收到检测报告之日起7日内更新。

生产工艺发生变更时，应在工艺变更完成后7日内补充完善相应的公告内容与警示标识。

2.告知卡和警示标识应至少每半年检查一次，发现有破损、变形、变色、图形符号脱落、亮度老化等影响使用的问题时应及时修整或更换。

3.用人单位应按照《国家安全监管总局办公厅关于印发职业卫生档案管理规范的通知》（安监总厅安健〔2013〕171号）的要求，完善职业病危害告知与警示标识档案材料，并将其存放于本单位的职业卫生档案。

# 四、档案管理

职业病危害告知、公告栏及警示标识的管理档案应包括：

（1）职业病危害告知合同；

（2）工作场所警示标识一览表；

（3）规章制度；

（4）操作规程；

（5）劳动过程中可能产生的职业病危害及其后果；

（6）职业病防护措施和待遇；

（7）作业场所职业病危害因素检测评价结果；

（8）职业健康检查和职业病诊断结果等的告知凭证。

# 五、法律责任

1.《中华人民共和国职业病防治法》第七十一条规定：

用人单位违反本法规定，有下列行为之一的，由安全生产监督管理部门责令限期改正，给予警告，可以并处5万元以上10万元以下的罚款：

（1）订立或者变更劳动合同时，未告知劳动者职业病危害真实情况的；

（2）未按照规定组织职业健康检查、建立职业健康监护档案或者未将检查结果书面告知劳动者的。

2.《中华人民共和国职业病防治法》第七十二条规定：

用人单位未按照规定在产生严重职业病危害的作业岗位醒目位置设置警示标识和中文警示说明的，由安全生产监督管理部门给予警告，责令限期改正，逾期不改正的，处 5 万元以上 20 万元以下的罚款；情节严重的，责令停止产生职业病危害的作业，或者提请有关人民政府按照国务院规定的权限责令关闭。

3.《中华人民共和国职业病防治法》第七十三条规定：

向用人单位提供可能产生职业病危害的设备、材料，未按照规定提供中文说明书或者设置警示标识和中文警示说明的，由安全生产监督管理部门责令限期改正，给予警告，并处 5 万元以上 20 万元以下的罚款。

# 第九章　用人单位职业健康监护

## 一、名词解释

职业健康监护，是指用人单位对从事接触职业病危害作业的劳动者上岗前、在岗期间、离岗时、应急的职业健康检查和职业健康监护档案管理。

## 二、法律依据

1.《职业病防治法》第三十五条规定：

对从事接触职业病危害的作业的劳动者，用人单位应当按照国务院安全生产监督管理部门、卫生行政部门的规定组织上岗前、在岗期间和离岗时的职业健康检查，并将检查结果书面告知劳动者。职业健康检查费用由用人单位承担。

用人单位不得安排未经上岗前职业健康检查的劳动者从事接触职业病危害的作业；不得安排有职业禁忌的劳动者从事其所禁忌的作业；对在职业健康检查中发现有与所从事的职业相关的健康损害的劳动者，应当调离原工作岗位，并妥善安置；对未进行离岗前职业健康检查的劳动者不得解除或者终止与其订立的劳动合同。

职业健康检查应当由省级以上人民政府卫生行政部门批准的医疗卫生机构承担。

2.《职业病防治法》第三十六条规定：

用人单位应当为劳动者建立职业健康监护档案，并按照规定的期限妥善保存。

职业健康监护档案应当包括劳动者的职业史、职业病危害接触史、职业健康检查结果和职业病诊疗等有关个人健康资料。

劳动者离开用人单位时，有权索取本人职业健康监护档案复印件，用人单位应当如实、无偿提供，并在所提供的复印件上签章。

3.《职业病防治法》第三十九条规定：

劳动者享有下列职业卫生保护权利：获得职业健康检查、职业病诊疗、康复等职业病防治服务。

4.《用人单位职业健康监护监督管理办法》（安监总局第 49 号令）第七条规定：

用人单位是职业健康监护工作的责任主体，其主要负责人对本单位职业健康监护工作全面负责。

用人单位应当依照本办法以及《职业健康监护技术规范》（GBZ188）、《放射工作人员职业健康监护技术规范》（GBZ235）等国家职业卫生标准的要求，制定、落实本单位职业健康检查年度计划，并保证所需要的专项经费。

5.《用人单位职业健康监护监督管理办法》（安监总局第 49 号令）第八条规定：

用人单位应当组织劳动者进行职业健康检查，并承担职业健康检查费用。

# 三、健康监护管理要求及管理内容

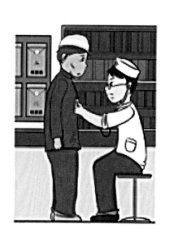

1. 用人单位应当建立、健全劳动者职业健康监护制度，依法落实职业健康监护工作。

2. 用人单位应当接受安全生产监督管理部门依法对其职业健康监护工作的监督检查，并提供有关文件和资料。

3. 对用人单位不履行职业健康监护的行为，任何单位和个人均有权向安全生产监督管理部门举报或者报告

4. 用人单位是职业健康监护工作的责任主体，其主要负责人对本单位职业健康监护工作全面负责。

用人单位应当依照本办法以及《职业健康监护技术规范》（GBZ188）、《放射工作人员职业健康监护技术规范》（GBZ235）等国家职业卫生标准的要求，制定、落实本单位职业健康检查年度计划，并保证所需要的专项经费。

5.用人单位应当组织劳动者进行职业健康检查，并承担职业健康检查费用。

劳动者接受职业健康检查应当视同正常出勤。

6. 用人单位应当选择由省级以上人民政府卫生行政部门批准的医疗卫生机构承担职业健康检查工作，并确保参加职业健康检查的劳动者身份的真实性。

7. 用人单位在委托职业健康检查机构对从事接触职业病危害作业的劳动者进行职业健康检查时，应当如实提供下列文件、资料：

（1）用人单位的基本情况；

（2）工作场所职业病危害因素种类及其接触人员名册；

（3）职业病危害因素定期检测、评价结果。

8. 用人单位应当对下列劳动者进行上岗前的职业健康检查：

（1）拟从事接触职业病危害作业的新录用劳动者，包括转岗到该作业岗位的劳动者；

（2）拟从事有特殊健康要求作业的劳动者。

9. 用人单位不得安排未经上岗前职业健康检查的劳动者从事接触职业病危害的作业，不得安排有职业禁忌的劳动者从事其所禁忌的作业。

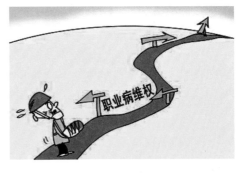

用人单位不得安排未成年工从事接触职业病危害的作业，不得安排孕期、哺乳期的女职工从事对本人和胎儿、婴儿有危害的作业。

10. 用人单位应当根据劳动者所接触的职业病危害因素，定期安排劳动者进行在岗期间的职业健康检查。

对在岗期间的职业健康检查，用人单位应当按照《职业健康监护技术规范》（GBZ188）等国家职业卫生标准的规定和要求，确定接触职业病危害的劳动者的检查项目和检查周期。需要复查的，应当根据复查要求增加相应的检查项目。

11. 出现下列情况之一的，用人单位应当立即组织有关劳动者进行应急职业健康检查：

（1）接触职业病危害因素的劳动者在作业过程中出现与所接触职业病危害因素相关的不适症状的；

（2）劳动者受到急性职业中毒危害或者出现职业中毒症状的。

12. 对准备脱离所从事的职业病危害作业或者岗位的劳动者，用人单位应当在劳动者离岗前30日内组织劳动者进行离岗时的职业健康检查。劳动者离岗前90日内的在岗期间的职业健康检查可以视为离岗时的职业健康检查。

用人单位对未进行离岗时职业健康检查的劳动者，不得解除或者终止与其订立的劳动合同。

13.用人单位应当及时将职业健康检查结果及职业健康检查机构的建议以书面形式如实告知劳动者。

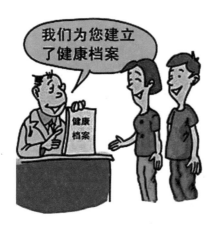

14.用人单位应当根据职业健康检查报告，采取下列措施：

（1）对有职业禁忌的劳动者，调离或者暂时脱离原工作岗位；

（2）对健康损害可能与所从事的职业相关的劳动者，进行妥善安置；

（3）对需要复查的劳动者，按照职业健康检查机构要求的时间安排复查和医学观察；

（4）对疑似职业病病人，按照职业健康检查机构的建议安排其进行医学观察或者职业病诊断；

（5）对存在职业病危害的岗位，立即改善劳动条件，完善职业病防护设施，为劳动者配备符合国家标准的职业病危害防护用品。

15.职业健康监护中出现新发生职业病（职业中毒）或者两例以上疑似职业病（职业中毒）的，用人单位应当及时向所在地安全生产监督管理部门报告。

16.安全生产行政执法人员、劳动者或者其近亲属、劳动者委托的代理人有权查阅、复印劳动者的职业健康监护档案。

劳动者离开用人单位时，有权索取本人职业健康监护档案复印件，用人单位应当如实、无偿提供，并在所提供的复印件上签章。

17.用人单位发生分立、合并、解散、破产等情形时，应当对劳动者进行职业健康检查，并依照国家有关规定妥善安置职业病病人；其职业健康监护档案应当依照国家有关规定实施移交保管。

18.接受监督管理

用人单位应主动接受安全生产监督管理部门依法对用人单位落实有关职业健康监护法律、法规、规章和标准的情况进行的监督检查；

安全生产监督管理部门履行监督检查职责时，有权进入被检查单位，查阅、复制被检查单位有关职业健康监护的文件、资料。

# 四、档案管理内容

用人单位应当为劳动者个人建立职业健康监护档案，并按照有关规定妥善保存。职业健康监护档案包括下列内容：

（1）劳动者姓名、性别、年龄、籍贯、婚姻、文化程度、嗜好等情况；

（2）劳动者职业史、既往病史和职业病危害接触史；

（3）历次职业健康检查结果及处理情况；

（4）职业病诊疗资料；

（5）需要存入职业健康监护档案的其他有关资料。

# 五、法律责任

1.《工作场所职业卫生监督管理规定》(安监总局令第47号)第五十条规定：

用人单位有下列情形之一的，责令限期改正，给予警告，可以并处5万元以上10万元以下的罚款：

（1）未按照规定组织劳动者进行职业健康检查、建立职业健康监护档案或者未将检查结果书面告知劳动者的；

（2）未按照规定在劳动者离开用人单位时提供职业健康监护档案复印件的。

2.《用人单位职业健康监护监督管理办法》(安监总局令第49号)第二十六条规定：

用人单位有下列行为之一的，给予警告，责令限期改正，可以并处3万元以下的罚款：

（1）未建立或者落实职业健康监护制度的；

（2）未按照规定制定职业健康监护计划和落实专项经费的；

（3）弄虚作假，指使他人冒名顶替参加职业健康检查的；

（4）未如实提供职业健康检查所需要的文件、资料的；

（5）未根据职业健康检查情况采取相应措施的；

（6）不承担职业健康检查费用的。

3.《用人单位职业健康监护监督管理办法》(安监总局令第49号)第二十七条规定：

用人单位有下列行为之一的，责令限期改正，给予警告，可以并处5万元以上10万元以下的罚款：

（1）未按照规定组织职业健康检查、建立职业健康监护档案或者未将检查结果如实告知劳动者的；

（2）未按照规定在劳动者离开用人单位时提供职业健康监护档案复印件的。

4.《用人单位职业健康监护监督管理办法》（安监总局令第49号）第二十八条规定：

用人单位有下列情形之一的，给予警告，责令限期改正，逾期不改正的，处5万元以上20万元以下的罚款；情节严重的，责令停止产生职业病危害的作业，或者提请有关人民政府按照国务院规定的权限责令关闭：

（1）未按照规定安排职业病病人、疑似职业病病人进行诊治的；

（2）隐瞒、伪造、篡改、损毁职业健康监护档案等相关资料，或者拒不提供职业病诊断、鉴定所需资料的。

5.《用人单位职业健康监护监督管理办法》（安监总局令第49号）第二十九条规定：

用人单位有下列情形之一的，责令限期治理，并处5万元以上30万元以下的罚款；情节严重的，责令停止产生职业病危害的作业，或者提请有关人民政府按照国务院规定的权限责令关闭：

（1）安排未经职业健康检查的劳动者从事接触职业病危害的作业的；

（2）安排未成年工从事接触职业病危害的作业的；

（3）安排孕期、哺乳期女职工从事对本人和胎儿、婴儿有危害的作业的；

（4）安排有职业禁忌的劳动者从事所禁忌的作业的。

6.《用人单位职业健康监护监督管理办法》（安监总局令第49号）第三十条规定：

用人单位违反本办法规定，未报告职业病、疑似职业病的，由安全生产监督管理部门责令限期改正，给予警告，可以并处1万元以下的罚款；弄虚作假的，并处2万元以上5万元以下的罚款。

# 第十章　职业危害事故应急救援

## 一、名词解释

职业病危害事故应急救援，是指用人单位提高对职业病危害事故的处置能力及应急救援反应速度，及时有效地控制职业病危害事故发展，减轻职业病危害事故造成的损害和防止事故恶化，最大限度降低事故损失的重要举措。

## 二、法律依据

1.《中华人民共和国职业病防治法》第二十五条规定：

对可能发生急性职业损伤的有毒、有害工作场所，用人单位应当设置报警装置，配置现场急救用品、冲洗设备、应急撤离通道和必要的泄险区。

对放射工作场所和放射性同位素的运输、贮存，用人单位必须配置防护设备和报警装置，保证接触放射线的工作人员佩戴个人剂量计。

对职业病防护设备、应急救援设施和个人使用的职业病防护用品，用人单位应当进行经常性的维护、检修，定期检测其性能和效果，确保其处于正常状态，不得擅自拆除或者停止使用。

2.《中华人民共和国职业病防治法》第三十七条规定：

发生或者可能发生急性职业病危害事故时，用人单位应当立即采取应急救援和控制措施，并及时报告所在地安全生产监督管理部门和有关部门。安全生产监督管理部门接到报告后，应当及时会同有关部门组织调查处理；必要时，可以采取临时控制措施。卫生行政部门应当组织做好医疗救治工作。

对遭受或者可能遭受急性职业病危害的劳动者，用人单位应当及时组织救治、进行健康检查和医学观察，所需费用由用人单位承担。

3.《工作场所职业卫生监督管理规定》（安监总局第 47 号令）第十七条

规定：

在可能发生急性职业损伤的有毒、有害工作场所，用人单位应当设置报警装置，配置现场急救用品、冲洗设备、应急撤离通道和必要的泄险区。

现场急救用品、冲洗设备等应当设在可能发生急性职业损伤的工作场所或者临近地点，并在醒目位置设置清晰的标识。

在可能突然泄漏或者逸出大量有害物质的密闭或者半密闭工作场所，除遵守本条第一款、第二款规定外，用人单位还应当安装事故通风装置以及与事故排风系统相连锁的泄漏报警装置。

生产、销售、使用、贮存放射性同位素和射线装置的场所，应当按照国家有关规定设置明显的放射性标志，其入口处应当按照国家有关安全和防护标准的要求，设置安全和防护设施以及必要的防护安全联锁、报警装置或者工作信号。放射性装置的生产调试和使用场所，应当具有防止误操作、防止工作人员受到意外照射的安全措施。用人单位必须配备与辐射类型和辐射水平相适应的防护用品和监测仪器，包括个人剂量测量报警、固定式和便携式辐射监测、表面污染监测、流出物监测等设备，并保证可能接触放射线的工作人员佩戴个人剂量计。

4.《工作场所职业卫生监督管理规定》（安监总局第47号令）第十八条规定：

用人单位应当对职业病防护设备、应急救援设施进行经常性的维护、检修和保养，定期检测其性能和效果，确保其处于正常状态，不得擅自拆除或者停止使用

# 三、管理内容

## （一）建立、健全职业病危害事故应急救援预案

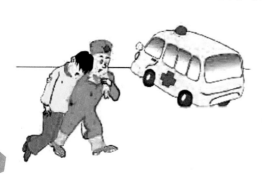

用人单位应建立、健全职业病危害事故应急救援预案并形成书面文件予以公布。职业病危害事故应急救援预案应明确责任人、组织机构、事故发生后的疏通线路、紧急集合点、技术方案、救援设施的维护和启动、医疗救护方案等内容。

## （二）应急救援设施完好

应急救援设施应存放在车间内或临近车间处，一旦发生事故，应保证在10秒内能够获取。应急救援设施存放处应有醒目的警示标识，应确保劳动者知晓。应使劳动者掌握急救用品的使用方法。

上述现场应急救援设施应是经过国家质量监督检验合格的产品，应安全有效，并建立相应的管理制度，责任到位，有人负责，定期检查，及时维修或更新，保证现场应急救援设施的安全有效性。

应急救援设施设计标准：

1. 生产或使用有毒物质的、有可能发生急性职业病危害的工业企业的劳动定员设计应包括应急救援组织机构（站）编制和人员定员。

2. 应急救援机构（站）可设在厂区内的医务所或卫生所内，设在厂区外的应考虑应急救援机构（站）与工业企业的距离及最佳响应时间。

3. 应急救援组织机构急救人员的人数宜根据工作场所的规模、职业性有害因素的特点、劳动者人数，按照0.1% ~ 5%的比例配备，并对急救人员进行相关知识和技能的培训。有条件的企业，每个工作班宜至少安排1名急救人员。

4. 生产或使用剧毒或高毒物质的高风险工业企业应设置紧急救援站或有毒气体防护站。

5. 紧急救援站或有毒气体防护站使用面积可参考《工业企业设计卫生标准》（GBZ1-2010）附录A表A.2。

6. 有毒气体防护站的装备应根据职业病危害性质、企业规模和实际需要确定，并可参考《工业企业设计卫生标准》（GBZ1-2010）附录A表A.3配置。

7. 应根据车间（岗位）毒害情况配备防毒器具，设置防毒器具存放柜。防毒器具在专用存放柜内铅封存放，设置明显标识，并定期维护与检查，确保应急使用需要。

8. 站内采暖、通风、空调、给水排水、电器、照明等配套设备应按相应国家标准、规范配置。

9. 有可能发生化学性灼伤及经皮肤粘膜吸收引起急性中毒的工作地点或车间，应根据可能产生或存在的职业性有害因素及其危害特点，在工作地点就近设置现场应急处理设施。急救设施应包括：不断水的冲淋、洗眼设施；气体防护柜；个人防护用品；急救包或急救箱以及急救药品；转运病人的担架和装置；急救处理的设施以及应急救援通讯设备等。

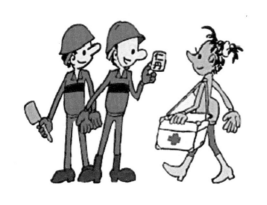

10. 应急救援设施应有清晰的标识，并按照相关规定定期保养维护以确保其正常运行。

11. 冲淋、洗眼设施应靠近可能发生相应事故的工作地点。

12. 急救箱应当设置在便于劳动者取用的地点，配备内容可根据实际需要确定，并由专人负责定期检查和更新。

### （三）定期演练职业病危害事故应急救援预案

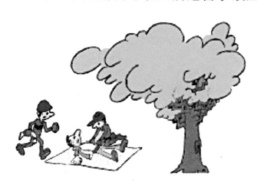

用人单位应对职业病危害事故应急救援预案的演练做出相关规定，对演练的周期、内容、项目、时间、地点、目标、效果评价、组织实施以及负责人等予以明确。应急救援演练的周期应按照相关标准和作业场所职业病危害的严重程度分别管理，制定最低演练周期、演练要求及监督部门的监督职责。应如实记录实际演练的全程并存档。

# 四、档案管理

应急救援档案应包括：

（1）职业病防治年度计划及实施方案；

（2）职业病防护设施维护检修制度；

（3）职业病危害事故处置与报告制度；

（4）职业病危害应急救援与管理制度；

（5）职业病防护设施一览表；

（6）职业病防护设施维护和检修记录；

（7）职业病危害事故应急救援预案；

（8）应急救援演练记录（包括演练计划、周期、内容、项目、时间、地点、目标、效果评价、组织实施以及负责人、演练现场影像记录等）。

# 五、法律责任

1.《中华人民共和国职业病防治法》第七十二条规定：

用人单位违反本法规定，有下列行为之一的，由安全生产监督管理部门给予警告，责令限期改正，逾期不改正的，处 5 万元以上 20 万元以下的罚款；情节严重的，责令停止产生职业病危害的作业，或者提请有关人民政府按照国务院规定的权限责令关闭：

对职业病防护设备、应急救援设施和个人使用的职业病防护用品未按照规定进行维护、检修、检测，或者不能保持正常运行、使用状态的；

发生或者可能发生急性职业病危害事故时，未立即采取应急救援和控制措施或者未按照规定及时报告的。

2.《中华人民共和国职业病防治法》第七十五条第（六）款规定：

擅自拆除、停止使用职业病防护设备或者应急救援设施的，由安全生产监督管理部门责令限期治理，并处 5 万元以上 30 万元以下的罚款；情节严重的，责令停止产生职业病危害的作业，或者提请有关人民政府按照国务院规定的权限责令关闭。

3.《工作场所职业卫生监督管理规定》第四十九条规定：

用人单位未按照规定公布有关职业病防治的规章制度、操作规程、职业病危害事故应急救援措施的，给予警告，责令限期改正；逾期未改正的，处 10 万元以下的罚款。

4.《工作场所职业卫生监督管理规定》第五十条规定：

用人单位有下列情形的，责令限期改正，给予警告，可以并处 5 万元以上 10 万元以下的罚款：

订立或变更劳动合同时，未告知劳动者职业病危害真实情况的。

5.《工作场所职业卫生监督管理规定》第五十一条规定：

用人单位有下列情形之一的，给予警告，责令限期改正；逾期未改正的，处 5 万元以上 20 万元以下的罚款；情节严重的，责令停止产生职业病危害的作业，或者提请有关人民政府按照国务院规定的权限责令关闭：

未提供职业病防护设施和劳动者使用的职业病防护用品，或者提供的职业病防护设施和劳动者使用的职业病防护用品不符合国家职业卫生标准和卫生要求的；

未按照规定对职业病防护设备、应急救援设施和劳动者职业病防护用品进行维护、检修、检测,或者不能保持正常运行、使用状态的;

发生或者可能发生急性职业病危害事故,未立即采取应急救援和控制措施或者未按照规定及时报告的;

未按照规定在产生严重职业病危害的作业岗位醒目位置设置警示标识和中文警示说明的。

6.《工作场所职业卫生监督管理规定》第五十二条规定:

用人单位有下列情形的,责令限期改正,并处 5 万元以上 30 万元以下的罚款;情节严重的,责令停止产生职业病危害的作业,或者提请有关人民政府按照国务院规定的权限责令关闭:

擅自拆除、停止使用职业病防护设备或者应急救援设施的。

# 第十一章　用人单位职业卫生培训

## 一、名词解释

职业卫生培训，主要指对用人单位的主要负责人、职业卫生管理人员和劳动者进行相关职业卫生知识和技能的培训。它是增强用人单位主要负责人和职业卫生管理人员的法律意识，提高用人单位职业病防治水平和劳动者自我防护能力的重要途径；是督促用人单位自觉履行职业病防治

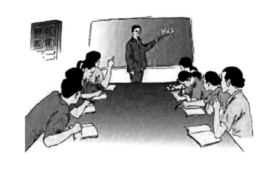

主体责任，预防和控制职业病危害，保障劳动者职业安全健康的源头性、基础性举措。

## 二、法律依据

1.《工作场所职业卫生监督管理规定》（安监总局第 47 号令）第九条规定：

用人单位的主要负责人和职业卫生管理人员应当具备与本单位所从事的生产经营活动相适应的职业卫生知识和管理能力，并接受职业卫生培训。

2.《工作场所职业卫生监督管理规定》（安监总局第 47 号令）第十条规定：

用人单位应当对劳动者进行上岗前的职业卫生培训和在岗期间的定期职业卫生培训，普及职业卫生知识，督促劳动者遵守职业病防治的法律、法规、规章、国家职业卫生标准和操作规程。

用人单位应当对职业病危害严重的岗位的劳动者，进行专门的职业卫生培训，经培训合格后方可上岗作业。

因变更工艺、技术、设备、材料，或者岗位调整导致劳动者接触的职业病危害因素发生变化的，用人单位应当重新对劳动者进行上岗前的职业卫生培训。

# 三、主要管理工作内容

## （一）用人单位是职业卫生培训的责任主体

1. 用人单位应当建立职业卫生培训制度。

2. 保障职业卫生培训所需的资金投入，将职业卫生培训费用在生产成本中据实列支。

3. 要把职业卫生培训纳入本单位职业病防治计划、年度工作计划和目标责任体系，制定实施方案，落实责任人员。

4. 要建立健全培训考核制度，严格考核管理，严禁形式主义和弄虚作假。

5. 要建立健全培训档案，真实记录培训内容、培训时间、训练科目及考核情况等内容，并将本单位年度培训计划、单位主要负责人和职业卫生管理人员职业卫生培训证明，以及接触职业病危害的劳动者、职业病危害监测人员培训情况等，分类进行归档管理。

6. 用人单位应用新工艺、新技术、新材料、新设备或者转岗导致劳动者接触职业病危害因素变化的，应对劳动者重新进行职业卫生培训。用人单位将职业病危害作业整体外包或者使用劳务派遣工从事接触职业病危害作业的，应当将其纳入本单位统一管理，对其进行职业病防治知识、防护技能及岗位操作规程培训。用人单位接收在校学生实习的，应当对实习学生进行相应的职业卫生培训，提供必要的职业病防护用品。

## （二）推进职业卫生培训与安全生产培训一体化

用人单位可以将安全培训与职业卫生培训一体化，提高培训效率，减轻单位负担。在危险物品生产、经营、储存单位和矿山、金属冶炼、建筑施工、道路运输等行业领域实行安全与职业卫生统一培训、统一考核，并保证参加职业卫生培训的时间不少于总学时的 30%，继续教育时职业卫生培训不少于 20%。经考核合格后，在合格证中注明职业卫生培训内容和培训学时，不再单独进行职业卫生培训。

### （三）突出重点开展职业卫生培训工作

1. 矿山开采、金属冶炼、化工、建材等职业病危害严重的行业领域应积极开展职业卫生培训工作。

2. 用人单位要突出存在矽尘、石棉粉尘、高毒物品以及放射性危害等职业病危害严重岗位上的劳动者，对其进行专门的职业卫生培训。

3. 要把从事接触职业病危害作业的农民工和派遣用工人员作为职业卫生培训的重点人群，针对其流动性大、文化程度偏低、职业病危害防护意识不强等特点，采取形式多样的培训，提高自我防护意识，并经考核合格后方可上岗。

### （四）培训对象、培训内容及培训时间

1. 用人单位要根据行业和岗位特点，制定培训计划，确定培训内容和培训学时，确保培训取得实效。没有能力组织职业卫生培训的用人单位，可以委托培训机构开展职业卫生培训。

2. 用人单位主要负责人主要培训内容：国家职业病防治法律、行政法规和规章，职业病危害防治基础知识，结合行业特点的职业卫生管理要求和措施等。初次培训不得少于 16 学时，继续教育不得少于 8 学时。

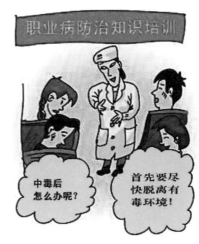

3. 用人单位职业卫生管理人员主要培训内容：国家职业病防治法律、行政法规、规章以及标准，职业病危害防治知识，主要职业病危害因素及防控措施，职业病防护设施的维护与管理，职业卫生管理要求和措施等。初次培训不得少于 16 学时，继续教育不得少于 8 学时。职业病危害监测人员的培训，可以参照职业卫生管理人员的要求执行。

4. 接触职业病危害的劳动者主要培训内容：国家职业病防治法规基本知识，本单位职业卫生管理制度和岗位操作规程，所从事岗位的主要职业病危害因素和防范措施，个人劳动防护用品的使用和维护，劳动者的职业卫生保护权利与义务等。初次培训时间不得少于 8 学时，继续教育不得少于 4 课时。煤矿接触职业病危害劳动者的职业卫生培训，按照有关规定执行。

5.以上三类人员继续教育的周期为一年。用人单位应用新工艺、新技术、新材料、新设备，或者转岗导致劳动者接触职业病危害因素发生变化时，要对劳动者重新进行职业卫生培训，视作继续教育。

（五）多形式开展职业卫生培训

1.用人单位要充分利用手机短信、微博、微信等方式宣传职业病防治知识，鼓励劳动者集中参加网络在线职业卫生培训学习，有关内容和学时可按规定纳入考核体系。

2.用人单位按照"看得懂、记得住、用得上"原则，根据不同类别、不同层次、不同岗位人员需求，组织编写学习读本、知识手册等简易教材。

3.借鉴安全生产培训的有效做法，在职业病危害严重的用人单位推行交班前职业卫生培训，有针对性地讲述岗位存在的职业病危害因素、岗位操作规程和防护知识等，使交班前职业卫生培训成为职业病危害预防的第一道防线。

（六）接受安全监管部门对用人单位职业卫生培训的监督检查

用人单位未按规定组织劳动者进行职业卫生培训的，由安全监管监察部门给予警告，责令限期改正，逾期不改正的，依法予以处罚。对未经培训就上岗作业的劳动者，一律先离岗、培训合格后再上岗。对发生职业病危害事故的，要依法倒查用人单位职业卫生培训的落实情况，凡存在未经培训上岗的，严格依法予以处罚。

# 四、档案管理

培训档案内容包括：

（1）用人单位职业卫生培训计划；

（2）用人单位负责人、职业卫生管理人员职业卫生培训证明；

（3）劳动者职业卫生宣传培训：年度职业卫生宣传培训一览表（附：培训通知、培训教材、培训记录、考试试卷、宣传图片等纸质和摄录像资料）；

（4）年度职业卫生培训工作总结。

# 五、法律责任

1.《中华人民共和国职业病防治法》第七十条第（四）款规定：

未按照规定组织劳动者进行职业卫生培训，或者未对劳动者个人职业病防护采取指导、督促措施的；由安全生产监督管理部门给予警告，责令限期改正；逾期不改正的，处 10 万元以下的罚款。

2.《工作场所职业卫生监督管理规定》（安监总局第 47 号令）第四十九条第（七）款规定：

未按照规定组织劳动者进行职业卫生培训，或者未对劳动者个体防护采取有效的指导、督促措施的，给予警告，责令限期改正；逾期未改正的，处 10 万元以下的罚款。

# 第十二章　用人单位职业卫生档案管理

## 一、名词解释

用人单位职业卫生档案，是指用人单位在职业病危害防治和职业卫生管理活动中形成的，能够准确、完整反映本单位职业卫生工作全过程的文字、图纸、照片、报表、音像资料、电子文档等文件材料。

## 二、法律依据

1.《中华人民共和国职业病防治法》第二十条第（四）款规定：

用人单位应当建立、健全职业卫生档案和劳动者健康监护档案。

2.《工作场所职业卫生监督管理规定》（安监总局第47号令）第三十四条规定：

用人单位应当建立健全下列职业卫生档案资料：

（1）职业病防治责任制文件；

（2）职业卫生管理规章制度、操作规程；

（3）工作场所职业病危害因素种类清单、岗位分布以及作业人员接触情况等资料；

（4）职业病防护设施、应急救援设施基本信息，以及其配置、使用、维护、检修与更换等记录；

（5）工作场所职业病危害因素检测、评价报告与记录；

（6）职业病防护用品配备、发放、维护与更换等记录；

（7）主要负责人、职业卫生管理人员和职业病危害严重工作岗位的劳动者等相关人员职业卫生培训资料；

（8）职业病危害事故报告与应急处置记录；

（9）劳动者职业健康检查结果汇总资料，存在职业禁忌证、职业健康损害或者职业病的劳动者处理和安置情况记录；

（10）建设项目职业卫生"三同时"有关技术资料，以及其备案、审核、审查或者验收等有关回执或者批复文件；

（11）职业卫生安全许可证申领、职业病危害项目申报等有关回执或者批复文件；

（12）其他有关职业卫生管理的资料或者文件。

## 三、用人单位职业卫生档案具体内容及管理要求

根据《国家安全监管总局办公厅关于印发职业卫生管理档案管理规范的通知》（安监总厅安健〔2013〕171号）的要求，用人单位应保证职业卫生档案完整、准确和有效利用。

1.用人单位职业卫生档案，包括以下主要内容：

（1）建设项目职业卫生"三同时"档案（见附件1）；

（2）职业卫生管理档案（见附件2）；

（3）职业卫生宣传培训档案（见附件3）；

（4）职业病危害因素监测与检测评价档案（见附件4）；

（5）用人单位职业健康监护管理档案（见附件5）；

（6）劳动者个人职业健康监护档案（见附件6）；

（7）法律、行政法规、规章要求的其他资料文件。

2.用人单位可根据工作实际对职业卫生档案的样表作适当调整，但主要内容不能删减。涉及项目及人员较多的，可参照样表予以补充。

3.职业卫生档案中某项档案材料较多或者与其他档案交叉的，可在档案中注明其保存地点。

4.用人单位应设立档案室或指定专门的区域存放职业卫生档案，并指定专门机构和专（兼）职人员负责管理。

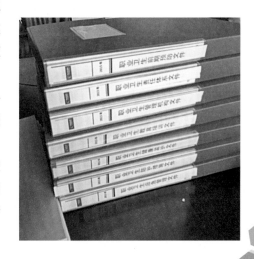

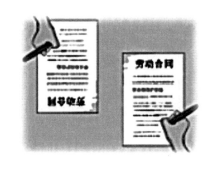

5. 用人单位应做好职业卫生档案的归档工作，按年度或建设项目进行案卷归档，及时编号登记，入库保管。

6. 用人单位要严格职业卫生档案的日常管理，防止出现遗失。

7. 职业卫生监管部门查阅或者复制职业卫生档案材料时，用人单位必须如实提供。

8. 劳动者离开用人单位时，有权索取本人职业健康监护档案复印件，用人单位应如实、无偿提供，并在所提供的复印件上签章。

9. 劳动者在申请职业病诊断、鉴定时，用人单位应如实提供职业病诊断、鉴定所需的劳动者职业病危害接触史、工作场所职业病危害因素检测结果等资料。

10. 用人单位应当按规范要求进行分类归档。

11. 用人单位发生分立、合并、解散、破产等情形的，职业卫生档案应按照国家档案管理的有关规定移交保管。

# 四、法律责任

《工作场所职业卫生监督管理规定》（安监总局第 47 号令）第四十九条规定：

用人单位有下列情形之一的，给予警告，责令限期改正；逾期未改正的，处 10 万元以下的罚款：

（1）未按照规定制定职业病防治计划和实施方案的；

（2）未按照规定设置或者指定职业卫生管理机构或者组织，或者未配备专职或者兼职的职业卫生管理人员的；

（3）未按照规定建立、健全职业卫生管理制度和操作规程的；

（4）未按照规定建立、健全职业卫生档案和劳动者健康监护档案的。

# 附：用人单位职业卫生管理档案格式

（一）建设项目职业卫生"三同时"档案（见附件1）；

（二）职业卫生管理档案（见附件2）；

（三）职业卫生宣传培训档案（见附件3）；

（四）职业病危害因素监测与检测评价档案（见附件4）；

（五）用人单位职业健康监护管理档案（见附件5）；

（六）劳动者个人职业健康监护档案（见附件6）；

（七）法律、行政法规、规章要求的其他资料文件。

档案编号：

# 建设项目职业卫生"三同时"档案

用　人　单　位：＿＿＿＿＿＿＿＿＿＿＿＿＿＿＿＿＿＿

职业卫生管理负责人：＿＿＿＿＿＿＿＿＿＿＿＿＿＿＿＿

联　系　电　话：＿＿＿＿＿＿＿＿＿＿＿＿＿＿＿＿＿＿

电　子　邮　箱：＿＿＿＿＿＿＿＿＿＿＿＿＿＿＿＿＿＿

# 目 录

# 表1-1 建设项目职业卫生"三同时"审查登记表

项目名称：_____

项目类型：_____

项目投资：_____

建设工期：_____年_____月_____日至_____年_____月_____日_____

存在的主要职业病危害因素：_____

_____

_____

审查结论：

| 预评价审核 | | | 设计审查<br>（严重危害项目） | | | 竣工验收 | | |
|---|---|---|---|---|---|---|---|---|
| 年月 | 结论 | 审核单位 | 年月 | 结论 | 审查单位 | 年月 | 结论 | 验收单位 |
| | | | | | | | | |

编制：_____审核（签名）：_____编制日期：_____

说明：项目类型选择：新建、改建、扩建、技改（技术改造）、引进（技术引进）填报。

# 职业卫生管理档案
# （＿＿＿＿年度）

用　人　单　位：＿＿＿＿＿＿＿＿＿＿＿＿＿＿＿＿＿

职业卫生管理负责人：＿＿＿＿＿＿＿＿＿＿＿＿＿＿＿＿＿

联　系　电　话：＿＿＿＿＿＿＿＿＿＿＿＿＿＿＿＿＿

电　子　邮　箱：＿＿＿＿＿＿＿＿＿＿＿＿＿＿＿＿＿

# 目　录

## 表 2-1 _____年度职业病防治计划实施检查表

| 序号 | 日期 | 职业病防治计划内容 | 实施情况 | 实施负责人 | 备注 |
|---|---|---|---|---|---|
|  |  |  |  |  |  |
|  |  |  |  |  |  |
|  |  |  |  |  |  |
|  |  |  |  |  |  |
|  |  |  |  |  |  |
|  |  |  |  |  |  |
|  |  |  |  |  |  |
|  |  |  |  |  |  |
|  |  |  |  |  |  |
|  |  |  |  |  |  |
|  |  |  |  |  |  |
|  |  |  |  |  |  |
|  |  |  |  |  |  |
|  |  |  |  |  |  |
|  |  |  |  |  |  |
|  |  |  |  |  |  |

编制：_____ 审核（签名）：_____ 编制日期：_____

# 职业卫生管理制度目录

（一）职业病危害防治责任制度

（二）职业病危害警示与告知制度

（三）职业病危害项目申报制度

（四）职业病防治宣传教育培训制度

（五）职业病防护设施维护检修制度

（六）职业病防护用品管理制度

（七）职业病危害监测及检测评价管理制度

（八）建设项目职业卫生"三同时"管理制度

（九）劳动者职业健康监护及其档案管理制度

（十）职业病危害事故处置与报告制度

（十一）职业病危害应急救援与管理制度

（十二）岗位职业卫生操作规程

（十三）法律、法规、规章规定的其他职业病防治制度

# 表 2-2 职业病危害项目申报基本情况表

| 单位名称 | | 联系电话 | | |
|---|---|---|---|---|
| 单位注册地址 | | 工作场所地址 | | |
| 申报类别 | 初次申报○<br>变更申报○ | 变更原因 | | |
| 企业规模 | 大○ 中○<br>小○ 微○ | 行业分类 | | |
| | | 注册类型 | | |
| 法定代表人 | | 联系电话 | | |
| 职业卫生<br>管理机构 | 有○ 无○ | 职业卫生<br>管理人员数 | 专职 | |
| | | | 兼职 | |
| 劳动者总人数 | | 职业病累计人数 | | |
| 接触职业病危害因<br>素种类数（个） | | 接触职业病危害因<br>素人数（人） | | |
| 职业病<br>危害因<br>素分布<br>情况 | 作业场所<br>名称 | 职业病危害因素名<br>称 | 接触人数<br>（可重复） | 接触人数<br>（不重复） |
| | （作业场<br>所1） | | | |
| | | | | |
| | （作业场<br>所2） | | | |
| | | | | |
| | ... | | | |
| | | | | |
| | | | | |
| | 合计 | | | |

编制：_____    审核（签名）：_____    编制日期：_____

# 表 2-3 _____年度职业病防治经费一览表

| 用途 | 工作内容 | 经费（元） | 项目负责人 | 备注 |
|---|---|---|---|---|
| 职业卫生管理机构的组织工作经费 | | | | |
| 生产车间改造 | | | | |
| 生产工艺改进 | | | | |
| 防护设施建设与维护 | | | | |
| 个人劳动防护用品 | | | | |
| 工作场所职业卫生检测评价 | | | | |
| 职业病危害因素监测设备购买 | | | | |
| 职业卫生宣传培训 | | | | |
| 职工健康监护 | | | | |
| 职业病人诊疗 | | | | |
| 警示标识 | | | | |
| 其他 | | | | |
| 合计 | | | | |

编制：_____ 审核（签名）：_____ 编制日期：_____

## 表 2-4  职业病防护设施一览表

| 防护设施名称 | 型号 | 使用车间和岗位 | 防护用途 | 生产及安装单位 | 验收日期（年月日） |
|---|---|---|---|---|---|
| | | | | | |
| | | | | | |
| | | | | | |
| | | | | | |
| | | | | | |
| | | | | | |
| | | | | | |
| | | | | | |
| | | | | | |
| | | | | | |
| | | | | | |
| | | | | | |
| | | | | | |

编制: _____  审核（签名）: _____  编制日期: _____

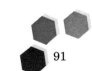

# 表 2-5　职业病防护设施检修、维护记录表

| 车间名称 | | 车间负责人 | |
|---|---|---|---|
| 防护设备名称 | | 检修时间 | |

检修、维护情况（包括检修的原因、检修部门、检修费用、检修效果等）：

验收意见：

负责人（签名）：

日期：　　年　　月　　日

## 表 2-6 _____年度个人防护用品发放使用记录

| 车间名称 | 接触职业病危害因素 | 个人防护用品名称 | 型号 | 数量 | 领取人 | 领取日期 |
|---|---|---|---|---|---|---|
|  |  |  |  |  |  |  |
|  |  |  |  |  |  |  |
|  |  |  |  |  |  |  |
|  |  |  |  |  |  |  |
|  |  |  |  |  |  |  |
|  |  |  |  |  |  |  |
|  |  |  |  |  |  |  |
|  |  |  |  |  |  |  |
|  |  |  |  |  |  |  |
|  |  |  |  |  |  |  |
|  |  |  |  |  |  |  |
|  |  |  |  |  |  |  |
|  |  |  |  |  |  |  |
|  |  |  |  |  |  |  |
|  |  |  |  |  |  |  |

编制：_____  审核（签名）：_____  编制日期：_____

附：个人防护用品的生产、供货单位，使用说明和产品合格证明

93

# 表 2-7　工作场所警示标识一览表

| 序号 | 作业区 | 告知项目 | 配置地点 | 警示内容 | 标识数量 | 责任人 |
|------|--------|----------|----------|----------|----------|--------|
|      |        |          |          |          |          |        |
|      |        |          |          |          |          |        |
|      |        |          |          |          |          |        |
|      |        |          |          |          |          |        |
|      |        |          |          |          |          |        |
|      |        |          |          |          |          |        |
|      |        |          |          |          |          |        |
|      |        |          |          |          |          |        |
|      |        |          |          |          |          |        |
|      |        |          |          |          |          |        |
|      |        |          |          |          |          |        |
|      |        |          |          |          |          |        |

编制：_____　审核（签名）：_____　编制日期：_____

# 表 2-8　用人单位职业卫生检查和处理记录表

| 车间名称 | | 车间负责人 | |
|---|---|---|---|
| 检查地点 | | | |
| 检查时间 | 年　月　日　时　分　——　　时　分 | | |
| 检查情况记录：<br><br><br><br><br><br><br>检查人员（签名）：　　　年　　月　　日 | | | |
| 整改<br>意见 | <br><br>负责人（签名）：　　　年　　月　　日 | | |
| 整改<br>落实<br>情况 | <br><br>车间负责人（签名）：　　　年　　月　　日 | | |

　　备注：检查内容包括车间总体卫生状况、警示标识、防护设施运行情况、应急救援设施、通讯装置运行情况、个人防护用品使用情况、操作规程执行情况等。

## 表 2-9　职业卫生监管意见和落实情况记录表

| 上级检查部门 | | 检查日期 | |
|---|---|---|---|
| 发现主要存在的问题（主要内容摘录，附原件）： | | | |
| 要求整改的措施及建议：<br><br><br>　　　　　　　　　　　年　　　月　　　日 | | | |
| 用人单位领导审批意见：<br><br><br>　　　　　　　　　　　年　　　月　　　日 | | | |
| 整改落实情况：<br><br><br><br>　　　　　　负责人（签名）：　　年　　　月　　　日 | | | |

档案编号：

# 职业卫生宣传培训档案
## ( _____ 年度 )

用　人　单　位：_____

职业卫生管理负责人：_____

联　系　电　话：_____

电　子　邮　箱：_____

# 目　录

## 表 3-1 _____年度职业卫生宣传培训一览表

企业名称：_____

培训类型：_____培训学时：_____

参加部门：_____

培训内容：_____

组织部门：_____

授 课 人：_____实施日期：_____

签到表：

| 序号 | 部门 | 姓名（签字） | 成绩 |
|------|------|-------------|------|
|      |      |             |      |
|      |      |             |      |
|      |      |             |      |
|      |      |             |      |
|      |      |             |      |
|      |      |             |      |
|      |      |             |      |
|      |      |             |      |
|      |      |             |      |
|      |      |             |      |

编制：_____ 审核（签名）：_____ 编制日期：_____

说明：1. 培训类型为劳动者上岗前培训、在岗期间定期培训，用人单位主要负责人、职业卫生管理人员培训；2. 签到名单可附后。

档案编号：

# 职业病危害因素监测与检测评价档案
## （＿＿＿＿＿＿年度）

用　人　单　位：＿＿＿＿＿＿＿＿＿＿＿＿＿＿＿＿＿＿＿＿

职业卫生管理负责人：＿＿＿＿＿＿＿＿＿＿＿＿＿＿＿＿＿＿＿＿

联　系　电　话：＿＿＿＿＿＿＿＿＿＿＿＿＿＿＿＿＿＿＿＿

电　子　邮　箱：＿＿＿＿＿＿＿＿＿＿＿＿＿＿＿＿＿＿＿＿

# 目　录

# 表 4-1　可能产生职业病危害设备、材料（化学品）一览表

| 设备、材料、化学品名称 | | 可能产生的职业病危害因素名称 | 使用车间和岗位 | 生产、供货单位 |
|---|---|---|---|---|
| 设备 | | | | |
| | | | | |
| | | | | |
| | | | | |
| 材料 | | | | |
| | | | | |
| | | | | |
| | | | | |
| 化学品 | | | | |
| | | | | |
| | | | | |
| | | | | |
| | | | | |
| | | | | |
| | | | | |

编制：_____　审核（签名）：_____　编制日期：_____

说明：化学品毒性资料及预防策略附后

# 表 4-2　接触职业病危害因素汇总表

| 序号 | 岗位 | 职业病危害因素名称 | 危害来源 | 接触方式（定点/巡检） | 接触职业病危害 | | 工程防护设施 | 个体防护用品 |
|---|---|---|---|---|---|---|---|---|
| | | | | | 总人数 | 女工数 | | |
| | | | | | | | | |
| | | | | | | | | |
| | | | | | | | | |
| | | | | | | | | |
| | | | | | | | | |
| | | | | | | | | |

编制：_____　审核（签名）：_____　编制日期：_____

# 表 4-3 职业病危害因素日常监测季报汇总表

| 车间 | 职业病危害因素名称 | 监测周期 | 监测点数 | 监测结果范　围 | 合格率(%) | 职业接触限值 | 监测人员 |
|---|---|---|---|---|---|---|---|
|  |  |  |  |  |  |  |  |
|  |  |  |  |  |  |  |  |
|  |  |  |  |  |  |  |  |
|  |  |  |  |  |  |  |  |
|  |  |  |  |  |  |  |  |
|  |  |  |  |  |  |  |  |
|  |  |  |  |  |  |  |  |
|  |  |  |  |  |  |  |  |
|  |  |  |  |  |  |  |  |
|  |  |  |  |  |  |  |  |
|  |  |  |  |  |  |  |  |
|  |  |  |  |  |  |  |  |
|  |  |  |  |  |  |  |  |
|  |  |  |  |  |  |  |  |
|  |  |  |  |  |  |  |  |
|  |  |  |  |  |  |  |  |

编制：_____ 　审核（签名）：_____ 　编制日期：_____

# 职业病危害因素检测与评价结果报告

_____安全生产监督管理局：

我单位委托_____机构（已取得相应资质的职业卫生技术服务机构名称），于_____年_____月_____日对我单位工作场所进行了职业病危害因素的检测与评价，现将结果上报（见检测评价报告书）。

对工作场所职业病危害因素不符合国家职业卫生标准和卫生要求的岗位，我单位已采取相应的治理措施（应详细列举具体措施），治理后的效果我单位将委托_____机构重新检测评价后上报。

附件：检测评价报告书

单位（盖章）

年　　月　　日

档案编号：

# 用人单位职业健康监护管理档案

用　人　单　位：＿＿＿＿＿＿＿＿＿＿＿＿＿＿＿＿

职业卫生管理负责人：＿＿＿＿＿＿＿＿＿＿＿＿＿＿＿＿

联　系　电　话：＿＿＿＿＿＿＿＿＿＿＿＿＿＿＿＿

电　子　邮　箱：＿＿＿＿＿＿＿＿＿＿＿＿＿＿＿＿

# 目　录

1. 职业健康检查机构资质证书

2. 职业健康检查结果汇总表（表 5-1）

3. 职业健康检查异常结果登记表（表 5-2）

（附：职业健康监护结果评价报告）

4. 职业病患者、疑似职业病患者一览表（表 5-3、表 5-4）

（附：职业病诊断证明书、职业病诊断鉴定书等）

5. 职业病和疑似职业病人的报告

（注：在接到体检结果、诊断结果 5 日内报告）

6. 职业病危害事故报告和处理记录（表 5-5）

7. 职业健康监护档案汇总表（表 5-6）

## 表 5-1 职业健康检查结果汇总表

| 检查日期 | 检查机构 | 体检种类 | 应检人数 | 实检人数 | 检查结果（人数） | | | | | 备注 |
|---|---|---|---|---|---|---|---|---|---|---|
| | | | | | 未见异常 | 复查 | 疑似 | 禁忌症 | 其他疾患 | |
| | | | | | | | | | | |
| | | | | | | | | | | |
| | | | | | | | | | | |
| | | | | | | | | | | |
| | | | | | | | | | | |
| | | | | | | | | | | |
| | | | | | | | | | | |
| | | | | | | | | | | |
| | | | | | | | | | | |
| | | | | | | | | | | |

# 表 5-2  职业健康检查异常结果登记表

车间：　　　　体检类别：　　　　体检日期：　　　年　　月　　日

| 序号 | 姓名 | 性别 | 年龄 | 岗位 | 接触职业病危害因素 | 可能导致的职业病 | 体检结论与处理意见 | 落实情况 |
|---|---|---|---|---|---|---|---|---|
|  |  |  |  |  |  |  |  |  |
|  |  |  |  |  |  |  |  |  |
|  |  |  |  |  |  |  |  |  |
|  |  |  |  |  |  |  |  |  |
|  |  |  |  |  |  |  |  |  |
|  |  |  |  |  |  |  |  |  |
|  |  |  |  |  |  |  |  |  |
|  |  |  |  |  |  |  |  |  |
|  |  |  |  |  |  |  |  |  |
|  |  |  |  |  |  |  |  |  |
|  |  |  |  |  |  |  |  |  |
|  |  |  |  |  |  |  |  |  |
|  |  |  |  |  |  |  |  |  |
|  |  |  |  |  |  |  |  |  |
|  |  |  |  |  |  |  |  |  |
|  |  |  |  |  |  |  |  |  |
|  |  |  |  |  |  |  |  |  |
|  |  |  |  |  |  |  |  |  |
|  |  |  |  |  |  |  |  |  |
|  |  |  |  |  |  |  |  |  |
|  |  |  |  |  |  |  |  |  |
|  |  |  |  |  |  |  |  |  |
|  |  |  |  |  |  |  |  |  |
|  |  |  |  |  |  |  |  |  |
|  |  |  |  |  |  |  |  |  |
|  |  |  |  |  |  |  |  |  |
|  |  |  |  |  |  |  |  |  |

编制：＿＿＿＿＿　　审核（签名）：＿＿＿＿＿　　编制日期：＿＿＿＿＿

# 表 5-3 职业病患者一览表

| 序号 | 姓名 | 性别 | 出生日期（年月日） | 接害工龄 | 车间、岗位 | 职业病名 | 诊断机构 | 诊断日期（年月日） | 处理情况 |
|---|---|---|---|---|---|---|---|---|---|
| | | | | | | | | | |
| | | | | | | | | | |
| | | | | | | | | | |
| | | | | | | | | | |
| | | | | | | | | | |
| | | | | | | | | | |
| | | | | | | | | | |
| | | | | | | | | | |
| | | | | | | | | | |
| | | | | | | | | | |
| | | | | | | | | | |
| | | | | | | | | | |
| | | | | | | | | | |
| | | | | | | | | | |
| | | | | | | | | | |
| | | | | | | | | | |
| | | | | | | | | | |

编制：_____ 审核（签名）：_____ 编制日期：_____

## 表 5-4 疑似职业病患者一览表

| 姓名 | 性别 | 年龄 | 车间、岗位 | 接害工龄 | 疑似职业病名 | 体检机构 | 体检日期 | 处理情况 |
|---|---|---|---|---|---|---|---|---|
|  |  |  |  |  |  |  |  |  |
|  |  |  |  |  |  |  |  |  |
|  |  |  |  |  |  |  |  |  |
|  |  |  |  |  |  |  |  |  |
|  |  |  |  |  |  |  |  |  |
|  |  |  |  |  |  |  |  |  |
|  |  |  |  |  |  |  |  |  |
|  |  |  |  |  |  |  |  |  |
|  |  |  |  |  |  |  |  |  |
|  |  |  |  |  |  |  |  |  |
|  |  |  |  |  |  |  |  |  |
|  |  |  |  |  |  |  |  |  |
|  |  |  |  |  |  |  |  |  |
|  |  |  |  |  |  |  |  |  |

编制：_____　审核（签名）：_____　编制日期：_____

# 职业病和疑似职业病人报告

　　_____安全生产监督管理局；_____卫生局、卫生监督所：

　　我单位于_____年_____月_____日组织从事接触职业病危害作业的工人在_____进行了职业健康检查（体检机构具有相应资质），体检结果发现：疑似职业病人_____人。经职业病诊断机构诊断后确诊职业病____人（诊断机构有相应资质），现上报（见名单）。

　　对发现的疑似职业病人和职业病人，我单位已按照处理意见妥善处理。

　　附件：1. 疑似职业病人名单及处理情况

　　　　　2. 职业病人名单及处理情况

　　　　　　　　　　　　　　　　　　　　　　单位盖章

　　　　　　　　　　　　　　　　　　　年　月　日

# 表 5-5 职业病危害事故报告与处理记录表

| 企业名称 | | 法定代表人 | |
|---|---|---|---|
| 事故报告人 | | 联系电话 | |

基本情况：

1. 发生时间：_____年_____月_____日_____时

2. 发生场所（车间名称）：_____岗位及工作内容：_____

3. 发病情况：接触人数：_____ 发病人数：_____

送医院治疗人数：_____死亡人数_____

4. 可能产生职业病的有害因素名称：_____

| 事故经过简述（事件起因、患者主要临床表现、救援过程和处理情况）： |
|---|
| |

| 对事故原因和性质的初步认定意见： |
|---|
| |

| 事件报告情况 | 1. 报告时间：_____年_____月_____日_____时<br><br>2. 报告单位：_____<br><br><br>负责人（签名）：　　日期：　　年　月　日 |
|---|---|

# 表5-6 职业健康监护档案汇总表

| 部门/<br>车间 | 档案<br>编号 | 姓名 | 性别 | 建档<br>时间 | 人员调离情况 | | | 备注 |
|---|---|---|---|---|---|---|---|---|
| | | | | | 调离<br>时间 | 是否提供<br>档案<br>复印件 | 劳动者<br>签字 | |
| | | | | | | | | |
| | | | | | | | | |
| | | | | | | | | |
| | | | | | | | | |
| | | | | | | | | |
| | | | | | | | | |
| | | | | | | | | |
| | | | | | | | | |
| | | | | | | | | |
| | | | | | | | | |
| | | | | | | | | |
| | | | | | | | | |
| | | | | | | | | |
| | | | | | | | | |
| | | | | | | | | |

# 劳动者个人职业健康监护档案

用　人　单　位：_____

职业卫生管理负责人：_____

联　系　电　话：_____

电　子　邮　箱：_____

# 目　录

# 表 6-1　劳动者个人信息卡

档案号：

| 姓名 | | 性别 | | 照片 |
|---|---|---|---|---|
| 籍贯 | | 婚姻 | | |
| 文化程度 | | 嗜好 | | |
| 参加工作时间 | | | | |
| 身份证号 | | | | |

职业史及职业病危害接触史

| 起止时间 | 工作单位 | 工种 | 接触职业病危害因素 | 防护措施 |
|---|---|---|---|---|
| 年　月　日至<br>年　月　日 | | | | |
| 年　月　日至<br>年　月　日 | | | | |
| 年　月　日至<br>年　月　日 | | | | |
| 年　月　日至<br>年　月　日 | | | | |

既往病史

| 疾病名称 | 诊断时间 | 诊断医院 | 治疗结果 | 备注 |
|---|---|---|---|---|
| | 年　月　日 | | | |
| | 年　月　日 | | | |
| | 年　月　日 | | | |
| | 年　月　日 | | | |

职业病诊断

| 职业病名称 | 诊断时间 | 诊断医院 | 诊断级别 | 备注 |
|---|---|---|---|---|
| | 年　月　日 | | | |
| | 年　月　日 | | | |
| | 年　月　日 | | | |

# 表 6-2　工作场所职业病危害因素检测结果

劳动者姓名：　　　　　　　　档案号：

| 岗位 | 检测时间 | 检测机构 | 职业病危害因素名称 | 职业病危害因素检测结果 | 防护措施 | 备注 |
|---|---|---|---|---|---|---|
| | | | | | | |
| | | | | | | |
| | | | | | | |
| | | | | | | |
| | | | | | | |
| | | | | | | |
| | | | | | | |
| | | | | | | |
| | | | | | | |
| | | | | | | |
| | | | | | | |
| | | | | | | |
| | | | | | | |

# 表6-3　历次职业健康检查结果及处理情况

劳动者姓名：　　　　　　档案号：

| 检查日期 | 检查种类 | 检查结论 | 检查机构 | 岗位 | 人员处理情况 | 本人签字 | 现场处理情况 |
|---|---|---|---|---|---|---|---|
| | | | | | | | |
| | | | | | | | |
| | | | | | | | |
| | | | | | | | |
| | | | | | | | |
| | | | | | | | |
| | | | | | | | |
| | | | | | | | |
| | | | | | | | |

　　注：1）检查种类是指上岗前、在岗期间、离岗时、应急、离岗后医学随访、复查、医学观察、职业病诊断等；

　　2）检查结论是指未见异常、复查、疑似职业病、职业禁忌证、其他疾患、职业病等；

　　3）人员处理情况是指调离、暂时脱离工作岗位、复查、医学观察、职业病诊断结果等处理、安置情况及检查、诊断结果；检查结论为未见异常或其他疾患的划"—"；

　　4）现场处理情况是指造成职业损害的作业岗位，现场及个体防护用品整改达标情况，不需整改的可划"—"

# 第十三章 职业病危害典型案例

## 一、苏州及东莞正乙烷中毒事件

1. 2008 年 8 月开始，作为苹果供应商之一的苏州某公司突然要求员工用正乙烷取代此前使用的酒精、丙酮、异丙醇，让员工们擦拭手机显示屏。正乙烷挥发速度明显快于酒精，这样做可以提升工作效率，且使用正乙烷擦拭效果明显优于酒精，大大减低次品率。

2009 年 4 月开始，公司部分相关工人慢慢出现中毒症状，先是人感觉没有力气，走着走着就觉得脚麻，不听使唤，进而晚上睡觉老抽筋，根本睡不着。

2010 年，36 家国内环保组织敦促苹果公司公布供应链信息，对苏州某公司员工的正乙烷中毒做出回应。

2011 年 2 月 15 日，苹果公司公布了 2010 年供应商责任进展报告，首次做出回应。专门用一章对于正乙烷的使用进行说明："2010 年，我们了解到，在苹果公司供应商苏州某工厂（即上述公司），有 137 名工人因暴露于正乙烷环境，健康遭受不利影响"。

在媒体的关注和有关部门的干预之下，许多工人拿到了赔偿金。

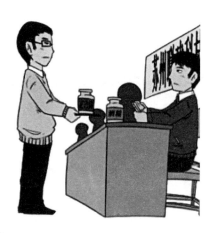

苏州某公司和苹果触摸屏另一主要供应商东莞某公司相继在 2009 至 2010 年发生多起员工疑似正乙烷职业中毒事件。

2. 东莞市某鞋业有限公司（简称某鞋厂）是一家具有一定规模的运动鞋生产企业，年产各类运动鞋 400 万~500 万双，全厂员工 2400 多人，以外来青年女工为主（占 70%）。2015 年 6 月 26 日，广东省卫生厅接到省妇联权益保障部的反映后，立即与省经贸委、省劳动与社会保障厅、省总工会联合组成调查组进行调查。现已查明，某鞋厂使用的主要原料有：皮革、塑料、橡胶、油墨、粘合剂、硬化剂、甲苯、快干水等。每年使用粘合剂 8 万公斤，主要是香港鸿力 AD82 粘剂及台湾 AD103H 力宝粘胶。粘合剂标签均未标明主要有毒成分。

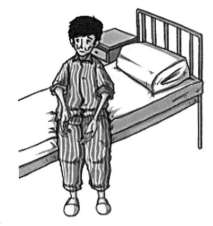

有关部门对粘胶剂的测定结果表明，粘胶剂中含有 14.2% 的正己烷。

现场调查发现，鞋面刷胶工序作业场所与其它工序没有隔离，混合布局，且通风设备不足，气温较高；厂方未向职工提供相应的职业卫生用品；有毒有害作业岗位未设置警示标识。该厂还存在其它有害物质超标问题。同时厂方违反《劳动法》，经常安排工人加班，每天工作长达 12 小时，有时甚至工作 18 小时。监测结果表明：泡棉组岗位正己烷浓度超标。

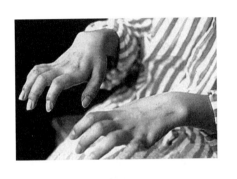

该鞋厂有 12 名女工确诊为慢性正己烷中毒，3 名女工被列为观察对象。

该鞋厂发生的慢性正己烷中毒事故是一起严重的职业中毒事故。广东省卫生厅根据该厂的违法情况，依据《职业病防治法》作出责令该厂发生职业中毒事故的第二针车车间泡棉组停产及罚款人民币 18 万元的处罚。

正己烷会引起慢性中毒，主要表现为多发性周围神经疾患，轻者表现为四肢远端对称性感觉麻木和感觉异常，较重者出现运动神经疾患，出现下肢远端无力、肌肉痉挛样疼痛，肌肉萎缩甚至瘫痪。

## 二、农民工张某"开胸验肺"事件

张某，河南省新密市工人。2004 年 6 月到郑州某公司上班，先后从事过杂工、破碎、开压力机等有害工作。工作 3 年多后，他被多家医院诊断为尘肺，但企业拒绝为其提供相关资料，在向上级主管部门多次投诉后他得以被鉴定，但郑州职业病防治所却为其作出了"肺结核"的诊断。为寻求真相，这位 28 岁的

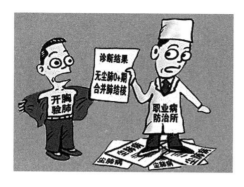
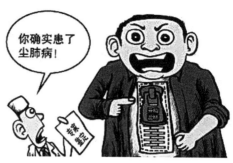

年轻人铁心"开胸验肺",职业病防治专家经过缜密科学的诊断,最终诊断为"尘肺病"。

2009 年 9 月 16 日,张海超获得郑州某材料有限公司各种赔偿共计615000 元。

# 三、山东聊城苯中毒事件

山东聊城市某公司是一家以生产农用车为主的大型企业集团,2008 年发生一起重大苯中毒事故,其使用的高唐县昌瑞精细化工厂和济南神牛化工有限公司生产的两种黏合剂中苯含量严重超标,工作场所中的苯浓度分别超标 17.3 倍和 37.7 倍。该公司接触职业病危害的岗位 1400 余人中有 31 名工人中毒,其中两人死亡,13 人被确诊为慢性重度苯中毒,11 人被诊断为慢性中度苯中毒。

据媒体报道,全国还发生过河北某厂苯中毒事件、北京某公司农民工苯中毒事件、温州某区苯中毒事件等职业中毒事件。

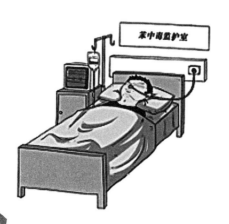

苯中毒可分为急性苯中毒和慢性苯中毒。急性苯中毒是指口服含苯的有机溶剂或吸入高浓度苯蒸气后,出现以中枢神经系统麻醉作用为主要表现的病理生理过程;慢性苯中毒是指苯及其代谢产物酚类直接抑制了细胞核分裂,导致细胞突变,影响了骨髓的造血功能。临床表现为白细胞计数持续减少,最终发展为再生障碍性贫血或白血病。

# 附　录

## 附录 1　建设项目职业病危害风险分类管理目录

### （安监总安健〔2012〕73 号）

| 序　号 | 类　别　名　称 | 严　重 | 较　重 | 一　般 |
|---|---|---|---|---|
| 一 | 采矿业 | | | |
| （一） | 煤炭开采和洗选业 | | | |
| 1 | 烟煤和无烟煤开采洗选 | √ | | |
| 2 | 褐煤开采洗选 | √ | | |
| 3 | 其他煤采选 | √ | | |
| （二） | 石油和天然气开采业 | | | |
| 1 | 石油开采 | √ | | |
| 2 | 高含硫化氢气田开采 | √ | | |
| 3 | 其他天然气开采 | | √ | |
| （三） | 黑色金属矿采选业 | | | |
| 1 | 铁矿采选 | √ | | |
| 2 | 锰矿、铬矿采选 | √ | | |
| 3 | 其他黑色金属矿采选 | √ | | |
| （四） | 有色金属矿采选业 | | | |
| 1 | 常用有色金属矿采选 | √ | | |
| 2 | 贵金属矿采选 | √ | | |
| 3 | 稀有稀土金属矿采选 | √ | | |
| （五） | 非金属矿采选业 | | | |
| 1 | 土砂石开采 | √ | | |
| 2 | 化学矿开采 | √ | | |
| 3 | 采盐（井工开采） | √ | | |
| 4 | 采盐（其他方式） | | √ | |
| 5 | 石棉及其他非金属矿采选 | √ | | |
| 6 | 石英砂开采及加工 | √ | | |

| 序 号 | 类 别 名 称 | 严 重 | 较 重 | 一 般 |
|---|---|:---:|:---:|:---:|
| （六） | 其他采矿业 | | √ | |
| 二 | 制造业 | | | |
| （一） | 农副食品加工业 | | | |
| 1 | 谷物磨制 | | √ | |
| 2 | 饲料加工 | | √ | |
| 3 | 植物油加工 | | | √ |
| 4 | 制糖业 | | | √ |
| 5 | 屠宰及肉类加工 | | √ | |
| （二） | 食品制造业 | | | √ |
| （三） | 酒制造业 | | √ | |
| （四） | 烟草制品业 | | √ | |
| （五） | 纺织业 | | | |
| 1 | 棉纺织及印染精加工 | | √ | |
| 2 | 毛纺织及染整精加工 | | √ | |
| 3 | 麻纺织及染整精加工 | | √ | |
| 4 | 丝绢纺织及印染精加工 | | √ | |
| 5 | 化纤织造及印染精加工 | | √ | |
| 7 | 家用纺织制成品制造 | | | √ |
| （六） | 纺织服装、服饰业 | | | √ |
| （七） | 皮革、毛皮、羽毛及其制品和制鞋业 | | | |
| 1 | 皮革鞣制加工 | √ | | |
| 2 | 皮革制品制造 | √ | | |
| 3 | 毛皮鞣制及制品加工 | √ | | |
| 4 | 羽毛（绒）加工及制品制造 | | √ | |
| 5 | 制鞋业 | √ | | |
| （八） | 木材加工和木制品业 | | | |
| 1 | 木材加工 | | √ | |
| 2 | 人造板制造 | √ | | |
| 3 | 木制品制造 | | | √ |
| （九） | 家具制造业 | | | |
| 1 | 木质家具制造 | √ | | |
| 2 | 竹、藤家具制造 | | √ | |
| 3 | 金属家具制造 | | √ | |
| （十） | 造纸和纸制品业 | | | |
| 1 | 纸浆制造 | √ | | |
| 2 | 造纸 | | √ | |
| 3 | 纸制品制造 | | | √ |
| （十一） | 印刷业 | | √ | |

| 序　号 | 类　别　名　称 | 严　重 | 较　重 | 一　般 |
|---|---|---|---|---|
| （十二） | 石油加工、炼焦和核燃料加工业 | | | |
| 1 | 精炼石油产品制造 | √ | | |
| 2 | 炼焦 | √ | | |
| 3 | 核燃料加工 | √ | | |
| （十三） | 化学原料和化学制品制造业 | | | |
| 1 | 基础化学原料制造 | √ | | |
| 2 | 肥料制造 | √ | | |
| 3 | 农药制造 | √ | | |
| 4 | 涂料、油墨、颜料及类似产品制造 | √ | | |
| 5 | 合成材料制造 | √ | | |
| 6 | 专用化学产品制造 | √ | | |
| 7 | 炸药、火工及焰火产品制造 | √ | | |
| 8 | 日用化学产品制造 | | √ | |
| （十四） | 医药制造业 | | | |
| 1 | 化学药品原料药制造 | √ | | |
| 2 | 化学药品制剂制造 | | √ | |
| 3 | 中药饮片加工 | | √ | |
| 4 | 中成药生产 | | √ | |
| 5 | 兽用药品制造 | | √ | |
| 6 | 生物药品制造 | | √ | |
| 7 | 卫生材料及医药用品制造 | | | √ |
| （十五） | 化学纤维制造业 | | | |
| 1 | 纤维素纤维原料及纤维制造 | √ | | |
| 2 | 合成纤维制造 | √ | | |
| （十六） | 橡胶和塑料制品业 | | | |
| 1 | 橡胶制品业 | √ | | |
| 2 | 塑料制品业 | | | √ |
| （十七） | 非金属矿物制品业 | | | |
| 1 | 水泥、石灰和石膏制造 | √ | | |
| 2 | 石膏、水泥制品及类似制品制造 | √ | | |
| 3 | 砖瓦、石材等建筑材料制造 | √ | | |
| 4 | 玻璃制造 | √ | | |
| 5 | 玻璃制品制造 | √ | | |
| 6 | 玻璃纤维和玻璃纤维增强塑料制品制造 | √ | | |
| 7 | 陶瓷制品制造 | √ | | |
| 8 | 耐火材料制品制造 | √ | | |
| 9 | 石墨及其他非金属矿物制品制造 | √ | | |
| （十八） | 黑色金属冶炼和压延加工业 | | | |

| 序　号 | 类　别　名　称 | 严　重 | 较　重 | 一　般 |
|---|---|---|---|---|
| 1 | 炼铁 | √ | | |
| 2 | 炼钢 | √ | | |
| 3 | 黑色金属铸造 | √ | | |
| 4 | 钢压延加工 | | √ | |
| 5 | 铁合金冶炼 | √ | | |
| （十九） | 有色金属冶炼和压延加工业 | | | |
| 1 | 常用有色金属冶炼 | √ | | |
| 2 | 贵金属冶炼 | √ | | |
| 3 | 稀有稀土金属冶炼 | √ | | |
| 4 | 有色金属合金制造 | √ | | |
| 5 | 有色金属铸造 | √ | | |
| 6 | 有色金属压延加工 | | √ | |
| （二十） | 金属制品业 | | √ | |
| （二十一） | 通用设备制造业 | | √ | |
| （二十二） | 专用设备制造业 | | √ | |
| （二十三） | 汽车制造业 | | √ | |
| （二十四） | 铁路、船舶、航空航天和其他运输设备制造业 | | √ | |
| （二十五） | 电气机械和器材制造业 | | √ | |
| （二十六） | 计算机、通信和其他电子设备制造业 | | √ | |
| （二十七） | 仪器仪表制造业 | | | √ |
| （二十八） | 其他制造业 | | | |
| 1 | 日用杂品制造 | | | √ |
| 2 | 煤制品制造 | | √ | |
| 3 | 核辐射加工 | √ | | |
| 4 | 其他未列明制造业 | | √ | |
| （二十九） | 废弃资源综合利用业 | | | |
| 1 | 金属废料和碎屑加工处理 | | √ | |
| 2 | 非金属废料和碎屑加工处理 | | √ | |
| （三十） | 金属制品、机械和设备修理业 | | √ | |
| 三 | 电力、热力、燃气及水生产和供应业 | | | |
| （一） | 电力、热力生产和供应业 | | | |
| 1 | 火力发电（燃煤发电） | √ | | |
| 2 | 核力发电 | √ | | |
| 3 | 其他电力生产 | | √ | |
| 4 | 电力供应 | | | √ |
| 5 | 热力生产和供应 | | √ | |
| （二） | 燃气生产和供应业 | | | |

| 序　号 | 类 别 名 称 | 严 重 | 较 重 | 一 般 |
|---|---|---|---|---|
| 1 | 燃气生产 | √ | | |
| 2 | 燃气供应 | | | √ |
| （三） | 水的生产和供应业 | | | |
| 1 | 自来水生产和供应 | | | √ |
| 2 | 污水处理及其再生利用 | | √ | |
| 3 | 其他水的处理、利用和分配 | | √ | |
| 四 | 交通运输、仓储业 | | | |
| （一） | 铁路、水上、航空运输业 | | | |
| 1 | 货运火车站 | | √ | |
| 2 | 货运港口 | | √ | |
| 3 | 机场 | | | √ |
| （二） | 管道运输业 | | | √ |
| （三） | 装卸搬运和运输代理业 | | | |
| 1 | 装卸搬运 | | √ | |
| （四） | 仓储业 | | | |
| 1 | 谷物、棉花等农产品仓储 | | √ | |
| 2 | 其他仓储业 | | √ | |
| 五 | 科学研究和技术服务业 | | | |
| （一） | 研究和试验发展 | | | √ |
| 六 | 水利、环境和公共设施管理业 | | | |
| （一） | 生态保护和环境治理业 | | | |
| 1 | 固体废物治理 | | √ | |
| 2 | 危险废物治理 | √ | | |
| 3 | 放射性废物治理 | √ | | |
| 4 | 环境卫生管理（生活垃圾处理） | | √ | |
| 七 | 居民服务、修理和其他服务业 | | √ | |
| （一） | 居民服务业 | | | |
| 1 | 洗染服务 | | √ | |
| （二） | 机动车、电子产品和日用产品修理业 | | | |
| 1 | 汽车、摩托车修理与维护 | | √ | |
| 八 | 农、林、牧、渔业 | | | |
| （一） | 畜牧业 | | | √ |

# 附录2 职业健康监护周期表

## （摘录自《职业健康监护技术规范》GBZ188-2014）

| 危害因素种类 | 序号 | 危害因素名称 | 健康检查周期 |
|---|---|---|---|
| 化学因素 | 1 | 铅及其无机化合物 | 1年1次 |
| | 2 | 四乙基铅 | 3年1次 |
| | 3 | 汞及其无机化合物 | 有毒作业分级2级及以上，1年1次；<br>有毒作业分级1级，2年1次 |
| | 4 | 锰及其无机化合物 | 1年1次 |
| | 5 | 铍及其无机化合物 | 1年1次 |
| | 6 | 镉及其无机化合物 | 1年1次 |
| | 7 | 铬及其无机化合物 | 1年1次 |
| | 8 | 氧化锌 | 3年1次 |
| | 9 | 砷 | 肝功能每半年1次；<br>有毒作业分级2级及以上，1年1次；<br>有毒作业分级1级，2年1次 |
| | 10 | 砷化氢（砷化三氢） | 3年1次 |
| | 11 | 磷及其无机化合物 | 肝功能每半年1次；<br>健康检查1年1次 |
| | 12 | 磷化氢 | 3年1次 |
| | 13 | 钡化合物（氯化钡、<br>硝酸钡、醋酸钡） | 3年1次 |
| | 14 | 钒及其无机化合物 | 3年1次 |
| | 15 | 三烷基锡 | 3年1次 |
| | 16 | 铊及其无机化合物 | 1年1次； |
| | 17 | 羰基镍 | 3年1次 |
| | 18 | 氟及其无机化合物 | 1年1次 |
| | 19 | 苯（接触工业甲苯、<br>二甲苯参照执行） | 1年1次 |
| | 20 | 二硫化碳 | 1年1次 |
| | 21 | 四氯化碳 | 肝功能，每半年1次<br>健康检查3年1次 |
| | 22 | 甲醇 | 3年1次 |
| | 23 | 汽油 | 1年1次 |
| | 24 | 溴甲烷 | 3年1次 |
| | 25 | 1、2-二氯乙烷 | 3年1次 |
| | 26 | 正己烷 | 1年1次 |
| | 27 | 苯的氨基与硝基化合物 | 3年1次 |
| | 28 | 三硝基甲苯 | 肝功能半年1次；<br>健康检查1年1次 |

| 危害因素种类 | 序号 | 危害因素名称 | 健康检查周期 |
|---|---|---|---|
| 化学因素 | 29 | 联苯胺 | 1年1次 |
| | 30 | 氯气 | 1年1次 |
| | 31 | 二氧化硫 | 1年1次 |
| | 32 | 氮氧化物 | 1年1次 |
| | 33 | 氨 | 1年1次 |
| | 34 | 光气 | 3年1次 |
| | 35 | 甲醛 | 1年1次 |
| | 36 | 一甲胺 | 3年1次 |
| | 37 | 一氧化碳 | 3年1次 |
| | 38 | 硫化氢 | 3年1次 |
| | 39 | 氯乙烯 | 肝功能半年1次；<br>有毒作业分级2级及以上，1年1次；<br>有毒作业分级1级，2年1次 |
| | 40 | 三氯乙烯 | 上岗后前3个月，每周皮肤科检查1次；<br>健康检查：3年1次 |
| | 41 | 氯丙烯 | 1年1次 |
| | 42 | 氯丁二烯 | 肝功能半年1次；<br>健康检查1年1次 |
| | 43 | 有机氟 | 3年1次 |
| | 44 | 二异氰酸甲苯酯 | 见致喘物 |
| | 45 | 二甲基甲酰胺 | 肝功能半年1次；<br>健康检查3年1次 |
| | 46 | 氰及腈类化合物 | 3年1次 |
| | 47 | 酚（酚类化合物如甲酚、邻苯二酚、间苯二酚、对苯二酚等参照执行） | 3年1次 |
| | 48 | 五氯酚 | 3年1次 |
| | 49 | 氯甲醚〔双（氯甲基）醚参照执行〕 | 1年1次 |
| | 50 | 丙烯酰胺 | 有毒作业分级2级及以上，1年1次；<br>有毒作业分级1级，2年1次 |
| | 51 | 偏二甲基肼 | 3年1次 |
| | 52 | 硫酸二甲酯 | 3年1次 |
| | 53 | 有机磷杀虫剂 | 全血或红细胞胆碱酶活性测定，半年1次<br>健康检查：3年1次 |
| | 54 | 氨基甲酸酯类杀虫剂 | 全血或红细胞胆碱酶活性测定，半年1次；<br>健康检查：3年1次 |
| | 55 | 拟除虫菊酯类 | 3年1次 |

| 危害因素种类 | 序号 | 危害因素名称 | 健康检查周期 |
|---|---|---|---|
| 化学因素 | 56 | 酸雾或酸酐 | 2年1次 |
| | 57 | 致喘物分类：<br>(1) 异氰酸酯类：甲苯二异氰酸酯、二苯甲撑二异氰酸酯、六甲撑二异氰酸酯、萘二异氰酸酯等；(2) 苯酐类：邻苯二甲酸酐、1，2，4苯三酸酐、四氯苯二酸酐等；(3) 多胺固化剂：乙烯二胺、二乙烯三胺、三乙烯四胺等；(4) 铂复合盐；(5) 剑麻；(6) 甲醛（7）过硫酸盐 | 初次接触致喘物的前两年，半年1次，2年后改为1年1次；在岗期间劳动者新发生过敏性鼻炎，每3个月体检1次，连续观察1年，1年后改为1年1次 |
| | 58 | 焦炉逸散物 | 1年1次 |
| 粉尘 | 1 | 游离二氧化硅粉尘（结晶型二氧化硅粉尘） | 生产性粉尘作业分级1级，2年1次，生产性粉尘作业分级2级及以上，1年1次；X射线表现为观察对象者健康检查每年1次，连续观察5年，若5年内不能确诊为矽肺患者，按6.1.2.3a执行；矽肺患者原则每年检查1次，或根据病情随时检查 |
| | 2 | 煤尘 | 生产性粉尘作业分级1级，3年1次；生产性粉尘作业分级2级及以上，2年1次；X射线表现为观察对象者健康检查每年1次，连续观察5年，若5年内不能确诊为煤工尘肺患者，按6.2.2.3a执行；煤工尘肺患者每1-2年检查1次，或根据病情随时检查 |
| | 3 | 石棉粉尘 | 生产性粉尘作业分级1级，2年1次；生产性粉尘作业分级2级及以上，1年1次；X射线表现为观察对象者健康检查每年1次，连续观察5年，若5年内不能确诊为石棉肺患者，按6.3.3.3a执行；石棉肺患者每年检查1次，或根据病情随时检查 |
| | 4 | 其他粉尘包括：炭黑粉尘、石墨粉尘、滑石粉尘、云母粉尘、水泥粉尘、铸造粉尘、陶瓷粉尘、铝尘（铝、铝矾土、氧化铝）、电焊烟尘等粉尘 | 生产性粉尘作业分级1级，4年1次；生产性粉尘作业分级2级及以上，2-3年1次；X射线表现为观察对象者健康检查每年1次，连续观察5年，若5年内不能确诊为尘肺患者，按6.4.2.3a执行；尘肺患者每1-2年检查1次医学检查，或根据病情随时检查 |

| 危害因素种类 | 序号 | 危害因素名称 | 健康检查周期 |
|---|---|---|---|
| 粉尘 | 5 | 棉尘（包括亚麻、软大麻、黄麻粉尘） | 劳动者在开始工作的第6-12月之间应进行1次健康检查；生产性粉尘作业分级1级，4-5年1次；生产性粉尘作业分级2级及以上，2-3年1次；棉尘病观察对象医学观察时间为半年，观察期满仍然不能确诊为棉尘患者，按6.5.2.3b执行 |
| | 6 | 有机粉尘 | 劳动者在开始工作的第6-12月之间应进行1次健康检查；生产性粉尘作业分级1级，4-5年1次；生产性粉尘作业分级2级及以上，2-3年1次； |
| 物理因素 | 1 | 噪声 | 作业场所噪声8h等效声级≥85dB，1年1次；作业场所噪声8h等效声级≥80dB，<85dB，2年1次 |
| | 2 | 振动 | 2年1次 |
| | 3 | 高温 | 1年1次 |
| | 4 | 高气压 | 1年1次 |
| | 5 | 紫外辐射（紫外线） | 2年1次 |
| | 6 | 微波 | 2年1次 |
| 生物因素 | 1 | 布鲁菌属 | 1年1次 |
| | 2 | 炭疽芽孢杆菌（简称炭疽杆菌） | 2年1次 |
| 特殊作业 | 1 | 电工作业 | 2年1次 |
| | 2 | 高处作业 | 1年1次 |
| | 3 | 压力容器作业 | 2年1次 |
| | 4 | 结核病防治工作 | 1年1次 |
| | 5 | 肝炎病防治工作 | 肝功能检查，半年1次；健康检查1年 |
| | 6 | 机动车驾驶作业 | 大型车及营运性职业驾驶员，1年1次；小型车及非营运性职业驾驶员，2年1次 |
| | 7 | 视屏作业 | 2年1次 |
| | 8 | 高原作业 | 1年1次 |
| | 9 | 航空作业 | 1年1次 |

# 附录3《职业病分类和目录》

## （国卫疾控发〔2013〕48号）

各省、自治区、直辖市卫生计生委（卫生厅局）、安全生产监督管理局、人力资源社会保障厅（局）、总工会，新疆生产建设兵团卫生局、安全生产监督管理局、人力资源社会保障局、工会，中国疾病预防控制中心：

根据《中华人民共和国职业病防治法》有关规定，国家卫生计生委、安全监管总局、人力资源社会保障部和全国总工会联合组织对职业病的分类和目录进行了调整。现将《职业病分类和目录》印发给你们，从即日起施行。2002年4月18日原卫生部和原劳动保障部联合印发的《职业病目录》同时废止。

国家卫生计生委 人力资源社会保障部 安全监管总局 全国总工会

2013年12月23日

# 职业病分类和目录

## 职业性尘肺病及其他呼吸系统疾病

（一）尘肺病

1.矽肺；2.煤工尘肺；3.石墨尘肺；4.碳黑尘肺；5.石棉肺；6.滑石尘肺；7.水泥尘肺；8.云母尘肺；9.陶工尘肺；10.铝尘肺；11.电焊工尘肺；12.铸工尘肺；13.根据《尘肺病诊断标准》和《尘肺病理诊断标准》可以诊断的其他尘肺病。

（二）其他呼吸系统疾病

1.过敏性肺炎；2.棉尘病；3.哮喘；4.金属及其化合物粉尘肺沉着病（锡、铁、锑、钡及其化合物等）；5.刺激性化学物所致慢性阻塞性肺疾病；6.硬金属肺病。

## 职业性皮肤病

1.接触性皮炎；2.光接触性皮炎；3.电光性皮炎；4.黑变病；5.痤疮；6.溃疡；7.化学性皮肤灼伤；8.白斑；9.根据《职业性皮肤病的诊断总则》可以诊断的其他职业性皮肤病。

### 职业性眼病

1. 化学性眼部灼伤；2. 电光性眼炎；3. 白内障（含放射性白内障、三硝基甲苯白内障）。

### 职业性耳鼻喉口腔疾病

1. 噪声聋；2. 铬鼻病；3. 牙酸蚀病；4. 爆震聋。

### 职业性化学中毒

1. 铅及其化合物中毒（不包括四乙基铅）；2. 汞及其化合物中毒；3. 锰及其化合物中毒；4. 镉及其化合物中毒；5. 铍病；6. 铊及其化合物中毒；7. 钡及其化合物中毒；8. 钒及其化合物中毒；9. 磷及其化合物中毒；10. 砷及其化合物中毒；11. 铀及其化合物中毒；12. 砷化氢中毒；13. 氯气中毒；14. 二氧化硫中毒；15. 光气中毒；16. 氨中毒；17. 偏二甲基肼中毒；18. 氮氧化合物中毒；19. 一氧化碳中毒；20. 二硫化碳中毒；21. 硫化氢中毒；22. 磷化氢、磷化锌、磷化铝中毒；23. 氟及其无机化合物中毒；24. 氰及腈类化合物中毒；25. 四乙基铅中毒；26. 有机锡中毒；27. 羰基镍中毒；28. 苯中毒；29. 甲苯中毒；30. 二甲苯中毒；31. 正己烷中毒；32. 汽油中毒；33. 一甲胺中毒；34. 有机氟聚合物单体及其热裂解物中毒；35. 二氯乙烷中毒；36. 四氯化碳中毒；37. 氯乙烯中毒；38. 三氯乙烯中毒；39. 氯丙烯中毒；40. 氯丁二烯中毒；41. 苯的氨基及硝基化合物 (不包括三硝基甲苯) 中毒；42. 三硝基甲苯中毒；43. 甲醇中毒；44. 酚中毒；45. 五氯酚（钠）中毒；46. 甲醛中毒；47. 硫酸二甲酯中毒；48. 丙烯酰胺中毒；49. 二甲基甲酰胺中毒；50. 有机磷中毒；51. 氨基甲酸酯类中毒；52. 杀虫脒中毒；53. 溴甲烷中毒；54. 拟除虫菊酯类中毒；55. 铟及其化合物中毒；56. 溴丙烷中毒；57. 碘甲烷中毒；58. 氯乙酸中毒；59. 环氧乙烷中毒；60. 上述条目未提及的与职业有害因素接触之间存在直接因果联系的其他化学中毒。

### 物理因素所致职业病

1. 中暑；2. 减压病；3. 高原病；4. 航空病；5. 手臂振动病；6. 激光所致眼（角膜、晶状体、视网膜）损伤；7. 冻伤。

### 职业性放射性疾病

1. 外照射急性放射病；2. 外照射亚急性放射病；3. 外照射慢性放射病；4. 内照射放射病；5. 放射性皮肤疾病；6. 放射性肿瘤（含矿工高氡暴露所致肺

癌）；7. 放射性骨损伤；8. 放射性甲状腺疾病；9. 放射性性腺疾病；10. 放射复合伤；11. 根据《职业性放射性疾病诊断标准（总则）》可以诊断的其他放射性损伤。

### 职业性传染病

1. 炭疽；2. 森林脑炎；3. 布鲁氏菌病；4. 艾滋病（限于医疗卫生人员及人民警察）；5. 莱姆病。

### 职业性肿瘤

1. 石棉所致肺癌、间皮瘤；2. 联苯胺所致膀胱癌；3. 苯所致白血病；4. 氯甲醚、双氯甲醚所致肺癌；5. 砷及其化合物所致肺癌、皮肤癌；6. 氯乙烯所致肝血管肉瘤；7. 焦炉逸散物所致肺癌；8. 六价铬化合物所致肺癌；9. 毛沸石所致肺癌、胸膜间皮瘤；10. 煤焦油、煤焦油沥青、石油沥青所致皮肤癌；11. β – 萘胺所致膀胱癌。

### 其他职业病

1. 金属烟热；2. 滑囊炎（限于井下工人）；3. 股静脉血栓综合征、股动脉闭塞症或淋巴管闭塞症（限于刮研作业人员）。

# 附录 4　职业病危害因素分类目录

## （国卫疾控发 [2015]92 号）

各省、自治区、直辖市卫生计生委、安全生产监督管理局、人力资源及社会保障厅 ( 局 )、总工会、新疆生产建设兵团卫生局、安全生产监督管理局、人力资源及社会保障局、工会、中国疾病预防控制中心：

为贯彻落实《职业病防治法》，切实保护劳动者健康权益，根据职业病防治工作需要，国家卫计委、安全监管总局、人力社会资源保障部、全国总工会联合组织对职业病危害因素分类目录进行了修订。现将《职业病危害因素分类目录》印发给你们 ( 可从国家卫计委网上下载 )，从即日起执行。2002 年 3 月 11 日原卫生部印发的《职业病危害因素分类目录》同时废止。

国家卫生计生委　人力资源社会保障部

国家安全监管总局　　全国总工会

2015 年 11 月 17 日

# 职业病危害因素分类目录

## 一、粉尘类

| 序号 | 名称 | CAS 号 |
|---|---|---|
| 1 | 矽尘（游离 $SiO_2$ 含量 > 10%） | 14808-60-7 |
| 2 | 煤尘 | |
| 3 | 石墨粉尘 | 7782-42-5 |
| 4 | 炭黑粉尘 | 1333-86-4 |
| 5 | 石棉粉尘 | 1332-21-4 |
| 6 | 滑石粉尘 | 14807-96-6 |
| 7 | 水泥粉尘 | |
| 8 | 云母粉尘 | 12001-26-2 |
| 9 | 陶土粉尘 | |
| 10 | 铝尘 | 7429-90-5 |
| 11 | 电焊烟尘 | |
| 12 | 铸造粉尘 | |
| 13 | 白炭黑粉尘 | 112926-00-8 |
| 14 | 白云石粉尘 | |
| 15 | 玻璃钢粉尘 | |
| 16 | 玻璃棉粉尘 | 65997-17-3 |
| 17 | 茶尘 | |
| 18 | 大理石粉尘 | 1317-65-3 |
| 19 | 二氧化钛粉尘 | 13463-67-7 |
| 20 | 沸石粉尘 | |
| 21 | 谷物粉尘（游离 $SiO_2$ 含量 < 10%） | |
| 22 | 硅灰石粉尘 | 13983-17-0 |
| 23 | 硅藻土粉尘（游离 $SiO_2$ 含量 < 10%） | 61790-53-2 |
| 24 | 活性炭粉尘 | 64365-11-3 |
| 25 | 聚丙烯粉尘 | 9003-07-0 |
| 26 | 聚丙烯腈纤维粉尘 | |
| 27 | 聚氯乙烯粉尘 | 9002-86-2 |
| 28 | 聚乙烯粉尘 | 9002-88-4 |
| 29 | 矿渣棉粉尘 | |
| 30 | 麻尘（亚麻、黄麻和苎麻）（游离 $SiO_2$ 含量 < 10%） | |

| 序号 | 名称 | CAS 号 |
|---|---|---|
| 31 | 棉尘 | |
| 32 | 木粉尘 | 1302-78-9 |
| 33 | 膨润土粉尘 | |
| 34 | 皮毛粉尘 | |
| 35 | 桑蚕丝尘 | |
| 36 | 砂轮磨尘 | |
| 37 | 石膏粉尘（硫酸钙） | 10101-41-4 |
| 38 | 石灰石粉尘 | 1317-65-3 |
| 39 | 碳化硅粉尘 | 409-21-2 |
| 40 | 碳纤维粉尘 | |
| 41 | 稀土粉尘（游离 $SiO_2$ 含量 < 10%） | |
| 42 | 烟草尘 | |
| 43 | 岩棉粉尘 | |
| 44 | 萤石混合性粉尘 | |
| 45 | 珍珠岩粉尘 | 93763-70-3 |
| 46 | 蛭石粉尘 | |
| 47 | 重晶石粉尘（硫酸钙） | 7727-43-7 |
| 48 | 锡及其化合物粉尘 | 7440-31-5（锡） |
| 49 | 铁及其化合物粉尘 | 7439-89-6（铁） |
| 50 | 锑及其化合物粉尘 | 7440-36-0（锑） |
| 51 | 硬质合金粉尘 | |
| 52 | 以上未提及的可导致职业病的其他粉尘 | |

## 二、化学因素类

| 序号 | 名称 | CAS 号 |
|---|---|---|
| 1 | 铅及其化合物（不包括四乙基铅） | 7439-92-1（铅） |
| 2 | 汞及其化合物 | 7439-97-6（汞） |
| 3 | 锰及其化合物 | 7439-96-5（锰） |
| 4 | 镉及其化合物 | 7440-43-9（镉） |
| 5 | 铍及其化合物 | 7440-41-7（铍） |
| 6 | 铊及其化合物 | 7440-28-0（铊） |
| 7 | 钡及其化合物 | 7440-39-3（钡） |
| 8 | 钒及其化合物 | 7440-62-6（钒） |
| 9 | 磷及其化合物（磷化氢、磷化锌、磷化铝、有机磷除外） | 7723-140（磷） |
| 10 | 砷及其化合物（砷化氢单列） | 7440-38-2（砷） |
| 11 | 铀及其化合物 | 7440-61-1（铀） |
| 12 | 砷化氢 | 7784-42-1 |
| 13 | 氯气 | 7782-50-5 |
| 14 | 二氧化硫 | 7446-9-5 |
| 15 | 光气（碳酰氯） | 75-44-5 |
| 16 | 氨 | 7664-41-7 |
| 17 | 偏二甲基肼（1,1-二甲基肼） | 57-14-7 |
| 18 | 氮氧化合物 | |
| 19 | 一氧化碳 | 630-08-0 |
| 20 | 二硫化碳 | 75-15-0 |
| 21 | 硫化氢 | 7783-6-4 |
| 22 | 磷化氢、磷化锌、磷化铝 | 7803-51-2、1314-84-7、20859-73-8 |
| 23 | 氟及其无机化合物 | 7782-41-4（氟） |
| 24 | 氰及其腈类化合物 | 460-19-5（氰） |
| 25 | 四乙基铅 | 78-00-2 |
| 26 | 有机锡 | |
| 27 | 羰基镍 | 13463-39-3 |
| 28 | 苯 | 71-43-2 |
| 29 | 甲苯 | 108-88-3 |
| 30 | 二甲苯 | 1330-20-7 |

| 序号 | 名称 | CAS 号 |
|---|---|---|
| 31 | 正己烷 | 110-54-3 |
| 32 | 汽油 | |
| 33 | 一甲胺 | 74-89-5 |
| 34 | 有机氟聚合物单体及其热裂解物 | |
| 35 | 二氯乙烷 | 1300-21-6 |
| 36 | 四氯化碳 | 56-23-5 |
| 37 | 氯乙烯 | 1975-1-4 |
| 38 | 三氯乙烯 | 1979-1-6 |
| 39 | 氯丙烯 | 107-05-1 |
| 40 | 氯丁二烯 | 126-99-8 |
| 41 | 苯的氨基及硝基化合物（不含三硝基甲苯） | |
| 42 | 三硝基甲苯 | 118-96-7 |
| 43 | 甲醇 | 67-56-1 |
| 44 | 酚 | 108-95-2 |
| 45 | 五氯酚及其钠盐 | 87-86-5（五氯酚） |
| 46 | 甲醛 | 50-00-0 |
| 47 | 硫酸二甲酯 | 1968-12-2 |
| 48 | 丙烯酰胺 | 1979-6-1 |
| 49 | 二甲基甲酰胺 | 77-78-1 |
| 50 | 有机磷 | |
| 51 | 氨基甲酸酯类 | |
| 52 | 杀虫脒 | 19750-95-9 |
| 53 | 溴甲烷 | 74-83-9 |
| 54 | 拟除虫菊酯 | |
| 55 | 铟及其化合物 | 7440-74-6（铟） |
| 56 | 溴丙烷（1-溴丙烷；2-溴丙烷） | 106-94-5；75-26-3 |
| 57 | 碘甲烷 | 74-88-4 |
| 58 | 氯乙酸 | 1979-11-8 |
| 59 | 环氧乙烷 | 75-21-8 |
| 60 | 氨基磺酸铵 | 7773-06-0 |
| 61 | 氯化铵烟 | 12125-02-9（氯化铵） |
| 62 | 氯磺酸 | 7790-94-5 |
| 63 | 氢氧化铵 | 1336-21-6 |

137

| 序号 | 名称 | CAS 号 |
|------|------|--------|
| 64 | 碳酸铵 | 506-87-6 |
| 65 | α-氯乙酰苯 | 532-27-4 |
| 66 | 对特丁基甲苯 | 98-51-1 |
| 67 | 二乙烯基苯 | 1321-74-0 |
| 68 | 过氧化苯甲酰 | 94-36-0 |
| 69 | 乙苯 | 100-41-4 |
| 70 | 碲化铋 | 1304-82-1 |
| 71 | 铂化物 | |
| 72 | 1,3-丁二烯 | 106-99-0 |
| 73 | 苯乙烯 | 100-42-5 |
| 74 | 丁烯 | 25167-67-3 |
| 75 | 二聚环戊二烯 | 77-73-6 |
| 76 | 邻氯苯乙烯（氯乙烯苯） | 2039-87-4 |
| 77 | 乙炔 | 74-86-2 |
| 78 | 1,1-二甲基-4,4'-联吡啶鎓盐二氯化物（百草枯） | 1910-42-5 |
| 79 | 2-N-二丁氨基乙醇 | 102-81-8 |
| 80 | 2-二乙氨基乙醇 | 100-37-8 |
| 81 | 乙醇胺（氨基乙醇） | 141-43-5 |
| 82 | 异丙醇胺（1-氨基-2-二丙醇） | 78-96-6 |
| 83 | 1,3-二氯-2-丙醇 | 96-23-1 |
| 84 | 苯乙醇 | 22258 |
| 85 | 丙醇 | 71-23-8 |
| 86 | 丙烯醇 | 107-18-6 |
| 87 | 丁醇 | 71-36-3 |
| 88 | 环己醇 | 108-93-0 |
| 89 | 己二醇 | 107-41-5 |
| 90 | 糠醇 | 98-00-0 |
| 91 | 氯乙醇 | 107-07-3 |
| 92 | 乙二醇 | 107-21-1 |
| 93 | 异丙醇 | 67-63-0 |
| 94 | 正戊醇 | 71-41-0 |
| 95 | 重氮甲烷 | 334-88-3 |
| 96 | 多氯萘 | 70776-03-3 |
| 97 | 蒽 | 120-12-7 |

| 序号 | 名称 | CAS 号 |
|------|------|--------|
| 98 | 六氯萘 | 1335-87-1 |
| 99 | 氯萘 | 90-13-1 |
| 100 | 萘 | 91-20-3 |
| 101 | 萘烷 | 91-17-8 |
| 102 | 硝基萘 | 86-57-7 |
| 103 | 蒽醌及其染料 | 84-65-1（蒽醌） |
| 104 | 二苯胍 | 102-06-7 |
| 105 | 对苯二胺 | 106-50-3 |
| 106 | 对溴苯胺 | 106-40-1 |
| 107 | 卤化水杨酰苯胺（N-水杨酰苯胺） | |
| 108 | 硝基萘胺 | 776-34-1 |
| 109 | 对苯二甲酸二甲酯 | 120-61-6 |
| 110 | 邻苯二甲酸二丁酯 | 84-74-2 |
| 111 | 邻苯二甲酸二甲酯 | 131-11-3 |
| 112 | 磷酸二丁基苯酯 | 2528-36-1 |
| 113 | 磷酸三邻甲苯酯 | 78-30-8 |
| 114 | 三甲苯磷酸酯 | 1330-78-5 |
| 115 | 1,2,3-苯三酚（焦桔酚） | 87-66-1 |
| 116 | 4,6-二硝基邻苯甲酚 | 534-52-1 |
| 117 | N,N-二甲基-3-氨基苯酚 | 99-07-0 |
| 118 | 对氨基酚 | 123-30-8 |
| 119 | 多氯酚 | |
| 120 | 二甲苯酚 | 108-68-9 |
| 121 | 二氯酚 | 120-83-2 |
| 122 | 二硝基苯酚 | 51-28-5 |
| 123 | 甲酚 | 1319-77-3 |
| 124 | 甲基氨基酚 | 55-55-0 |
| 125 | 间苯二酚 | 108-46-3 |
| 126 | 邻仲丁基苯酚 | 89-72-5 |
| 127 | 萘酚 | 1321-67-1 |
| 128 | 氢醌（对苯二酚） | 123-31-9 |
| 129 | 三硝基酚（苦味酸） | 88-89-1 |
| 130 | 氰氨化钙 | 156-62-7 |
| 131 | 碳酸钙 | 471-34-1 |

| 序号 | 名称 | CAS 号 |
|---|---|---|
| 132 | 氧化钙 | 1305-78-8 |
| 133 | 锆及其化合物 | 7440-67-7(锆) |
| 134 | 铬及其化合物 | 7440-47-3(铬) |
| 135 | 钴及其氧化物 | 7440-48-4 |
| 136 | 二甲基二氯硅烷 | 75-78-5 |
| 137 | 三氯氢硅 | 10025-78-2 |
| 138 | 四氯化硅 | 10026-04-7 |
| 139 | 环氧丙烷 | 75-56-9 |
| 140 | 环氧氯丙烷 | 106-89-8 |
| 141 | 柴油 | |
| 142 | 焦炉逸散物 | |
| 143 | 煤焦油 | 8007-45-2 |
| 144 | 煤焦油沥青 | 65996-93-2 |
| 145 | 木馏油（焦油） | 8001-58-9 |
| 146 | 石蜡油 | |
| 147 | 石油沥青 | 8052-42-4 |
| 148 | 苯肼 | 100-63-0 |
| 149 | 甲基肼 | 60-34-4 |
| 150 | 肼 | 302-01-2 |
| 151 | 聚氯乙烯热解物 | 7647-01-0 |
| 152 | 锂及其化合物 | 7439-93-2(锂) |
| 153 | 联苯胺（4，4'-二氨基联苯） | 92-87-5 |
| 154 | 3，3-二甲基联苯胺 | 119-93-7 |
| 155 | 多氯联苯 | 1336-36-3 |
| 156 | 多溴联苯 | 59536-65-1 |
| 157 | 联苯 | 92-52-4 |
| 158 | 氯联苯（54%氯） | 11097-69-1 |
| 159 | 甲硫醇 | 74-93-1 |
| 160 | 乙硫醇 | 75-8-1 |
| 161 | 正丁基硫醇 | 109-79-5 |
| 162 | 二甲基亚砜 | 67-68-5 |
| 163 | 二氯化砜（磺酰氯） | 7791-25-5 |
| 164 | 过硫酸盐（过硫酸钾、过硫酸钠、过硫酸铵等） | |
| 165 | 硫酸及三氧化硫 | 7664-93-9 |
| 166 | 六氟化硫 | 2551-62-4 |
| 167 | 亚硫酸钠 | 7757-83-7 |

| 序号 | 名称 | CAS 号 |
|---|---|---|
| 168 | 2-溴乙氧基苯 | 589-10-6 |
| 169 | 苄基氯 | 100-44-7 |
| 170 | 苄基溴（溴甲苯） | 100-39-0 |
| 171 | 多氯苯 | |
| 172 | 二氯苯 | 106-46-7 |
| 173 | 氯苯 | 108-90-7 |
| 174 | 溴苯 | 108-86-1 |
| 175 | 1，1-二氯乙烯 | 75-35-4 |
| 176 | 1，2-二氯乙烯（顺式） | 540-59-0 |
| 177 | 1，3-二氯丙烯 | 542-75-6 |
| 178 | 二氯乙炔 | 7572-29-4 |
| 179 | 六氯丁二烯 | 87-68-3 |
| 180 | 六氯环戊二烯 | 77-47-7 |
| 181 | 四氯乙烯 | 127-18-4 |
| 182 | 1，1，1-三氯乙烷 | 71-55-6 |
| 183 | 1，2，3-三氯丙烷 | 96-18-4 |
| 184 | 1，2-二氯丙烷 | 78-87-5 |
| 185 | 1，3-二氯丙烷 | 142-28-9 |
| 186 | 二氯二氟甲烷 | 75-71-8 |
| 187 | 二氯甲烷 | 75-9-2 |
| 188 | 二溴氯丙烷 | 35407 |
| 189 | 六氯乙烷 | 67-72-1 |
| 190 | 氯仿（三氯甲烷） | 67-66-3 |
| 191 | 氯甲烷 | 74-87-3 |
| 192 | 氯乙烷 | 75-00-3 |
| 193 | 氯乙酰氯 | 79-40-9 |
| 194 | 三氯一氟甲烷 | 75-69-4 |
| 195 | 四氯乙烷 | 79-34-5 |
| 196 | 四溴化碳 | 558-13-4 |
| 197 | 五氟氯乙烷 | 76-15-3 |
| 198 | 溴乙烷 | 74-96-4 |
| 199 | 铝酸钠 | 1302-42-7 |
| 200 | 二氧化氯 | 10049-04-4 |
| 201 | 氯化氢及盐酸 | 7647-01-0 |
| 202 | 氯酸钾 | 3811-04-9 |
| 203 | 氯酸钠 | 7775-09-9 |
| 204 | 三氟化氯 | 7790-91-2 |
| 205 | 氯甲醚 | 107-30-2 |

| 序号 | 名称 | CAS 号 |
|---|---|---|
| 206 | 苯基醚（二苯醚） | 101－84－8 |
| 207 | 二丙二醇甲醚 | 34590－94－8 |
| 208 | 二氯乙醚 | 111－44－4 |
| 209 | 二缩水甘油醚 | |
| 210 | 邻茴香胺 | 90－04－0 |
| 211 | 双氯甲醚 | 542－88－1 |
| 212 | 乙醚 | 60－29－7 |
| 213 | 正丁基缩水甘油醚 | 2426－08－6 |
| 214 | 钼酸 | 13462－95－8 |
| 215 | 钼酸铵 | 13106－76－8 |
| 216 | 钼酸钠 | 7631－95－0 |
| 217 | 三氧化钼 | 1313－27－5 |
| 218 | 氢氧化钠 | 1310－73－2 |
| 219 | 碳酸钠（纯碱） | 3313－92－6 |
| 220 | 镍及其化合物（羰基镍单列） | |
| 221 | 癸硼烷 | 17702－41－9 |
| 222 | 硼烷 | |
| 223 | 三氟化硼 | 7637－07－2 |
| 224 | 三氯化硼 | 10294－34－5 |
| 225 | 乙硼烷 | 19287－45－7 |
| 226 | 2－氯苯基羟胺 | 10468－16－3 |
| 227 | 3－氯苯基羟胺 | 10468－17－4 |
| 228 | 4－氯苯基羟胺 | 823－86－9 |
| 229 | 苯基羟胺（苯胲） | 100－65－2 |
| 230 | 巴豆醛（丁烯醛） | 4170－30－3 |
| 231 | 丙酮醛（甲基乙二醛） | 78－98－8 |
| 232 | 丙烯醛 | 107－02－8 |
| 233 | 丁醛 | 123－72－8 |
| 234 | 糠醛 | 98－01－1 |
| 235 | 氯乙醛 | 107－20－0 |
| 236 | 羧基香茅醛 | 107－75－5 |
| 237 | 三氯乙醛 | 75－87－6 |
| 238 | 乙醛 | 75－07－0 |
| 239 | 氢氧化铯 | 21351－79－1 |
| 240 | 氯化苄烷胺（洁尔灭） | 8001－54－5 |
| 241 | 双－（二甲基硫代氨基甲酰基）二硫化物（秋兰姆、福美双） | 137－26－8 |

| 序号 | 名称 | CAS 号 |
|---|---|---|
| 242 | α－萘硫脲（安妥） | 86－88－4 |
| 243 | 3－（1－丙酮基苄基）－4－羟基香豆素（杀鼠灵） | 81－81－2 |
| 244 | 酚醛树脂 | 9003－35－4 |
| 245 | 环氧树脂 | 38891－59－7 |
| 246 | 脲醛树脂 | 25104－55－6 |
| 247 | 三聚氰胺甲醛树脂 | 9003－08－1 |
| 248 | 1，2，4－苯三酸酐 | 552－30－7 |
| 249 | 邻苯二甲酸酐 | 85－44－9 |
| 250 | 马来酸酐 | 108－31－6 |
| 251 | 乙酸酐 | 108－24－7 |
| 252 | 丙酸 | 79－09－4 |
| 253 | 对苯二甲酸 | 100－21－0 |
| 254 | 氟乙酸钠 | 62－74－8 |
| 255 | 甲基丙烯酸 | 79－41－4 |
| 256 | 甲酸 | 64－18－6 |
| 257 | 羟基乙酸 | 79－14－1 |
| 258 | 巯基乙酸 | 68－11－1 |
| 259 | 三甲基己二酸 | 3937－59－5 |
| 260 | 三氯乙酸 | 76－03－9 |
| 261 | 乙酸 | 64－19－7 |
| 262 | 正香草酸（高香草酸） | 306－08－1 |
| 263 | 四氯化钛 | 7550－45－0 |
| 264 | 钽及其化合物 | 7440－25－7(钽) |
| 265 | 锑及其化合物 | 7440－36－0(锑) |
| 266 | 五羰基铁 | 13463－40－6 |
| 267 | 2－己酮 | 591－78－6 |
| 268 | 3，5，5－三甲基－2－环己烯－1－酮（异佛尔酮） | 78－59－1 |
| 269 | 丙酮 | 67－64－1 |
| 270 | 丁酮 | 78－93－3 |
| 271 | 二乙基甲酮 | 96－22－0 |
| 272 | 二异丁基甲酮 | 108－83－8 |
| 273 | 环己酮 | 108－94－1 |
| 274 | 环戊酮 | 120－92－3 |
| 275 | 六氟丙酮 | 684－16－2 |

| 序号 | 名称 | CAS 号 |
|---|---|---|
| 276 | 氯丙酮 | 78-95-5 |
| 277 | 双丙酮醇 | 123-42-2 |
| 278 | 乙基另戊基甲酮（5-甲基-3-庚酮） | 541-85-5 |
| 279 | 乙基戊基甲酮 | 106-68-3 |
| 280 | 乙烯酮 | 463-51-4 |
| 281 | 异亚丙基丙酮 | 141-79-7 |
| 282 | 铜及其化合物 | |
| 283 | 丙烷 | 74-98-6 |
| 284 | 环己烷 | 110-82-7 |
| 285 | 甲烷 | 74-82-8 |
| 286 | 壬烷 | 111-84-2 |
| 287 | 辛烷 | 111-65-9 |
| 288 | 正庚烷 | 142-82-5 |
| 289 | 正戊烷 | 109-66-0 |
| 290 | 2-乙氧基乙醇 | 110-80-5 |
| 291 | 甲氧基乙醇 | 109-86-4 |
| 292 | 围涎树碱 | |
| 293 | 二硫化硒 | 56093-45-9 |
| 294 | 硒化氢 | 7783-07-5 |
| 295 | 钨及其不溶性化合物 | 7740-33-7(钨) |
| 296 | 硒及其化合物（六氟化硒、硒化氢除外） | 7782-49-2(硒) |
| 297 | 二氧化锡 | 1332-29-2 |
| 298 | N，N-二甲基乙酰胺 | 127-19-5 |
| 299 | N-3，4二氟苯基丙酰胺（敌稗） | 709-98-8 |
| 300 | 氟乙酰胺 | 640-19-7 |
| 301 | 己内酰胺 | 105-60-2 |
| 302 | 环四次甲基四硝胺（奥克托今） | 2691-41-0 |
| 303 | 三次甲基三硝基胺（黑索今） | 121-82-4 |
| 304 | 硝化甘油 | 55-63-0 |
| 305 | 氯化锌烟 | 7646-85-7（氯化锌） |
| 306 | 氧化锌 | 1314-13-2 |
| 307 | 氢溴酸（溴化氢） | 10035-10-6 |
| 308 | 臭氧 | 10028-15-6 |

| 序号 | 名称 | CAS 号 |
|---|---|---|
| 309 | 过氧化氢 | 7722-84-1 |
| 310 | 钾盐镁矾 | |
| 311 | 丙烯基芥子油 | |
| 312 | 多次甲基多苯基异氰酸酯 | 57029-46-6 |
| 313 | 二苯基甲烷二异氰酸酯 | 101-68-8 |
| 314 | 甲苯-2,4-二异氰酸酯（TDI） | 584-84-9 |
| 315 | 六亚甲基二异氰酸酯（HDI）（1,6-己二异氰酸酯） | 822-06-0 |
| 316 | 萘二异氰酸脂 | 3173-72-6 |
| 317 | 异佛尔酮二异氰酸酯 | 4098-71-9 |
| 318 | 异氰酸甲酯 | 624-83-9 |
| 319 | 氧化银 | 20667-12-3 |
| 320 | 甲氧氯 | 72-43-5 |
| 321 | 2-氨基吡啶 | 504-29-0 |
| 322 | N-乙基吗啉 | 100-74-3 |
| 323 | 吖啶 | 260-94-6 |
| 324 | 苯绕蒽酮 | 82-05-3 |
| 325 | 吡啶 | 110-86-1 |
| 326 | 二噁烷 | 123-91-1 |
| 327 | 呋喃 | 110-00-9 |
| 328 | 吗啉 | 110-91-8 |
| 329 | 四氢呋喃 | 109-99-9 |
| 330 | 茚 | 95-13-6 |
| 331 | 四氢化锗 | 7782-65-2 |
| 332 | 二乙烯二胺（哌嗪） | 110-85-0 |
| 333 | 1，6-己二胺 | 124-09-4 |
| 334 | 二甲胺 | 124-40-3 |
| 335 | 二乙烯三胺 | 111-40-0 |
| 336 | 二异丙胺基氯乙烷 | 96-79-7 |
| 337 | 环己胺 | 108-91-8 |
| 338 | 氯乙基胺 | 689-98-5 |
| 339 | 三乙烯四胺 | 112-24-3 |
| 340 | 烯丙胺 | 107-11-9 |
| 341 | 乙胺 | 75-04-7 |
| 342 | 乙二胺 | 107-15-3 |

| 序号 | 名称 | CAS 号 |
|---|---|---|
| 343 | 异丙胺 | 75－31－0 |
| 344 | 正丁胺 | 109－73－9 |
| 345 | 1，1－二氯－1－硝基乙烷 | 594－72－9 |
| 346 | 硝基丙烷 | 25332－01－4 |
| 347 | 三氯硝基甲烷(氯化苦) | 76－06－2 |
| 348 | 硝基甲烷 | 75－52－5 |
| 349 | 硝基乙烷 | 79－24－3 |
| 350 | 1，3－二甲基丁基乙酸酯（乙酸仲己酯） | 108－84－9 |
| 351 | 2－甲氧基乙基乙酸酯 | 110－49－6 |
| 352 | 2－乙氧基乙基乙酸酯 | 111－15－9 |
| 353 | n－乳酸正丁酯 | 138－22－7 |
| 354 | 丙烯酸甲酯 | 96－33－3 |
| 355 | 丙烯酸正丁酯 | 141－32－2 |
| 356 | 甲基丙烯酸甲酯（异丁烯酸甲酯） | 80－62－6 |
| 357 | 甲基丙烯酸缩水甘油酯 | 106－91－2 |
| 358 | 甲酸丁酯 | 592－84－7 |

| 序号 | 名称 | CAS 号 |
|---|---|---|
| 359 | 甲酸甲酯 | 107－31－3 |
| 360 | 甲酸乙酯 | 109－94－4 |
| 361 | 氯甲酸甲酯 | 79－22－1 |
| 362 | 氯甲酸三氯甲酯（双光气） | 503－38－8 |
| 363 | 三氟甲基次氟酸酯 | |
| 364 | 亚硝酸乙酯 | 109－95－5 |
| 365 | 乙二醇二硝酸酯 | 628－96－6 |
| 366 | 乙基硫代磺酸乙酯 | 682－91－7 |
| 367 | 乙酸苄酯 | 140－11－4 |
| 368 | 乙酸丙酯 | 109－60－4 |
| 369 | 乙酸丁酯 | 123－86－4 |
| 370 | 乙酸甲酯 | 79－20－9 |
| 371 | 乙酸戊酯 | 628－63－7 |
| 372 | 乙酸乙烯酯 | 108－05－4 |
| 373 | 乙酸乙酯 | 141－78－6 |
| 374 | 乙酸异丙酯 | 108－21－4 |
| 375 | 以上未提及的可导致职业病的其他化学因素 | |

## 三、物理因素类

| 序号 | 名称 |
|---|---|
| 1 | 噪声 |
| 2 | 高温 |
| 3 | 低气压 |
| 4 | 高气压 |
| 5 | 高原低氧 |
| 6 | 振动 |
| 7 | 激光 |
| 8 | 低温 |
| 9 | 微波 |
| 10 | 紫外线 |
| 11 | 红外线 |
| 12 | 工频电磁场 |
| 13 | 高频电磁场 |
| 14 | 超高频电磁场 |
| 15 | 以上未提及的可导致职业病的其他物理因素 |

## 四、放射因素类

| 序号 | 名称 | 备注 |
|---|---|---|
| 1 | 密封放射源产生的电离辐射 | 主要产生 γ、中子等射线 |
| 2 | 非密封放射源物质 | 可产生 α、β、γ 射线或中子 |
| 3 | X 射线装置（含 CT 机）产生的电离辐射 | X 射线 |
| 4 | 加速器产生的电离辐射 | 可产生电子射线、X 射线、质子、重离子、中子以及感生放射性等 |
| 5 | 中子发生器产生的电离辐射 | 主要是中子、γ 射线等 |
| 6 | 氡及其短寿命子体 | 限于高氡暴露矿工 |
| 7 | 铀及其化合物 | |
| 8 | 以上未提及的可导致职业病的其他放射因素 | |

## 五、生物因素类

| 序号 | 名称 | 备注 |
|---|---|---|
| 1 | 艾滋病病毒 | 限于医疗卫生人员及人民警察 |
| 2 | 布鲁氏菌 | |
| 3 | 伯氏疏螺旋体 | |
| 4 | 森林脑炎病毒 | |
| 5 | 炭疽芽孢杆菌 | |
| 6 | 以上未提及的可导致职业病的其他生物因素 | |

## 六、其他因素类

| 序号 | 名称 | 备注 |
|---|---|---|
| 1 | 金属烟 | |
| 2 | 井下不良作业条件 | 限于井下工人 |
| 3 | 刮研作业 | 限于刮研作业人员 |

# 附录 5　江苏省劳动防护用品配备标准（2007 版）

（苏安监〔2007〕196 号）

## 江苏省劳动防护用品配备标准

| 序号 | 典型工种 | 一般劳动防护用品 | | | | | | | | 特种劳动防护用品 | | | | | | | | | | | | | | | | |
|---|---|---|---|---|---|---|---|---|---|---|---|---|---|---|---|---|---|---|---|---|---|---|---|---|---|---|
| | 使用期限（月） | 普通防护服 | 普通工作帽 | 普通工作鞋 | 劳动防护手套 | 防寒服 | 雨衣 | 胶鞋 | 防噪声耳塞（耳罩） | 防护足趾安全鞋 | 防刺穿鞋 | 电绝缘鞋 | 防静电鞋 | 耐酸碱皮鞋 | 耐酸碱胶靴 | 胶面防砸安全靴 | 防静电工作服 | 防酸工作服 | 阻燃工作服 | 安全带 | 安全帽 | 焊接面部防护具 | 防冲击眼护具 | 防尘口罩 | 过滤式防毒面具 | 其他 |
| 1 | 商品送货员 | 24 | 24 | | n | 48 | 36 | | | 18 | 18 | | | | | | | | | | | | | | | |
| 2 | 冷藏工 | 24 | 24 | | | 36 | | | | 18 | 18 | | | | | | | | | | | | | | | |
| 3 | 加油站操作工 | | | | n | 48 | 48 | | | 18 | | | 18 | | | | 18 | | | | | | | | | 耐油鞋 18 耐油靴 36 防静电布帽 18 |
| 4 | 仓库保管工 | 18 | 24 | 24 | n | 48 | 36 | | | 18 | 18 | | | | | | | | | | | | | | | |
| 5 | 机舱拆解工 | 30 | 18 | | n | 48 | n | | | 12 | 12 | | | | | 30 | 18 | | | n | 18 | | n | | | |
| 6 | 农艺工 | 24 | 30 | 24 | n | 48 | 36 | 36 | | | | | | | | | | | | | | | | n | | 防水手套 n |
| 7 | 家禽饲养工 | 24 | 24 | 24 | n | 48 | 36 | 36 | | | | | | | | | | | | | | | | | | |
| 8 | 水产品干燥工 | 24 | 24 | 24 | n | 36 | n | 36 | | | | | | | | | | | | | | | | | | |
| 9 | 农机修理工 | 24 | 24 | | n | 48 | 36 | | | 12 | 12 | | | | | 24 | | | | | | | n | | | |
| 10 | 带锯工 | 18 | 18 | | n | 48 | 3 | | | 12 | 12 | | | | | | | | | | | | n | n | | |
| 11 | 铸造工 | | | | | 36 | | | | 12 | | | | | | n | | | 12 | | 24 | | n | n | | 防切割手套 n 炉窑护目镜 n 高温防护鞋 12 防高温靴 12 防高温手套 n |
| 12 | 电镀工 | | | | | 36 | | | | | | | | 12 | 36 | | | 12 | | | | | n | n | n | 防酸碱服护具 n 防酸碱帽 12 防酸碱手套 n |

| 序号 | 典型工种 | 一般劳动防护用品 |  |  |  |  |  |  |  | 特种劳动防护用品 |  |  |  |  |  |  |  |  |  |  |  |  |  |  |  | 其他 |
|---|---|---|---|---|---|---|---|---|---|---|---|---|---|---|---|---|---|---|---|---|---|---|---|---|---|---|
|  |  | 普通防护服 | 普通工作帽 | 普通工作鞋 | 劳动防护手套 | 防寒服 | 雨衣 | 胶鞋 | 防噪声耳塞（耳罩） | 防护足趾安全鞋 | 防刺穿鞋 | 电绝缘鞋 | 防静电鞋 | 耐酸碱皮鞋 | 耐酸碱胶靴 | 胶面防砸安全靴 | 防静电工作服 | 防酸工作服 | 阻燃防护服 | 安全带 | 安全帽 | 焊接眼面防护具 | 防冲击眼护具 | 防尘口罩 | 过滤式防毒面具 |  |
| 13 | 喷砂工 | 18 | 18 |  | n | 36 | n |  |  | 12 | 12 |  |  |  |  | n |  |  |  |  | n |  | n | n |  |  |
| 14 | 钳工 | 24 | 24 |  | n | 48 |  |  |  | 12 | 12 |  |  |  |  |  |  |  |  |  | n |  | n |  |  |  |
| 15 | 车工 | 24 | 24 |  | n |  |  |  |  | 12 | 12 |  |  |  |  |  |  |  |  |  |  |  |  |  |  |  |
| 16 | 油漆工 | 18 | 18 |  | n | 36 | 36 |  |  | 12 |  |  | 12 |  |  |  | 12 |  |  |  | n |  |  |  | n | 防酸碱眼护具 n |
| 17 | 电工 | 18 | 18 |  | n | 36 | 36 |  |  | 12 | 12 | 12 |  |  |  |  |  |  |  |  | n |  |  |  |  | 绝缘手套 n |
| 18 | 电焊工 | 18 |  |  | n | 36 |  |  |  |  |  | 12 |  |  |  |  |  |  | 12 | n | n | n |  |  |  | 高温防护鞋 12 防高温帽 12 |
| 19 | 冷作工 | 18 | 18 |  | n | 36 | 36 |  |  | 12 | 12 |  |  |  |  |  |  |  |  |  | n |  |  |  |  |  |
| 20 | 绕线工 | 18 | 18 |  | n |  |  |  | n | 12 | 12 |  |  |  |  |  |  |  |  |  |  |  |  |  |  |  |
| 21 | 电机（汽机）装配工 | 18 | 18 |  | n |  |  |  |  | 12 | 12 |  |  |  |  |  |  |  |  |  | n |  |  |  |  |  |
| 22 | 制铝粉工 | 18 | 18 |  | n | 36 |  |  |  | 12 |  |  |  | 12 |  |  |  | 12 |  |  |  |  |  | n |  | 防酸碱眼护具 n 耐酸碱手套 n |
| 23 | 仪器调修工 | 24 | 24 |  | n |  |  |  |  | 18 |  |  |  |  |  |  |  |  |  |  |  |  |  |  |  |  |
| 24 | 热力运行工 | 18 | 18 |  | n |  |  |  |  | 12 |  |  |  |  |  |  |  |  | 12 |  | n |  |  | n |  | 高温防护鞋 12 |
| 25 | 电系操作工 | 18 | 18 |  | n | 36 | 36 |  |  | 12 |  | 12 |  |  |  | 24 |  |  |  | n | 18 |  |  |  |  | 绝缘手套 n |
| 26 | 开挖钻工 | 18 | 18 |  | n | 36 | 36 |  |  | 12 |  |  |  |  |  | 24 |  |  |  |  |  |  |  | n |  |  |
| 27 | 河道修防工 | 18 | 18 |  | n | 36 | n |  |  | 12 |  |  |  |  |  | 24 |  |  |  |  |  |  |  |  |  |  |
| 28 | 木工 | 18 | 18 |  | n | 36 | 36 |  |  | 12 | 12 |  |  |  |  |  |  |  |  |  | 18 |  |  | n |  |  |
| 29 | 砌筑工 | 24 | 24 |  | n | 36 | 36 |  |  | 12 | 12 |  |  |  |  | 18 |  |  |  |  | 18 |  |  |  |  |  |
| 30 | 泵站操作工 | 24 | 24 |  | n | 36 | 36 |  |  | 12 |  |  |  |  |  | 18 |  |  |  | n |  |  |  |  |  | 防水手套 n |
| 31 | 安装起重工 | 18 | 18 |  | n | 36 | 36 |  |  | 12 |  |  |  |  |  | n |  |  |  | n | 24 |  |  |  |  |  |
| 32 | 筑路工 | 18 | 18 | 18 | n | 36 | 36 |  | n | 12 |  |  |  |  |  | n |  |  |  |  | 24 |  |  |  |  |  |
| 33 | 下水道工 | 18 | 18 | 18 | n | 36 | 36 | 24 | n |  |  |  |  |  |  |  |  |  |  |  | 24 |  |  |  | n | 防水手套 n |

**特种劳动防护用品 / 一般劳动防护用品**

| 序号 | 工种<br>使用期限(月) | 普通防护服 | 普通工作帽 | 普通工作鞋 | 劳动防护手套 | 防寒服 | 雨衣 | 胶鞋 | 防噪声耳塞(耳罩) | 防砸防刺足趾安全鞋 | 防刺穿安全鞋 | 电绝缘鞋 | 防静电鞋 | 耐酸碱皮鞋 | 耐酸碱胶靴 | 胶面防砸安全靴 | 防静电工作服 | 防酸工作服 | 阻燃防护服 | 安全带 | 安全帽 | 焊接眼面防护具 | 防冲击眼护具 | 防尘口罩 | 过滤式防毒面具 | 其他 |
|---|---|---|---|---|---|---|---|---|---|---|---|---|---|---|---|---|---|---|---|---|---|---|---|---|---|---|
| 34 | 沥青加工工 | 18 | 18 | | | 36 | 36 | | | 12 | | | | | | 18 | | | | | 24 | | n | | n | 防水手套 n |
| 35 | 机械煤气发生炉工 | | 18 | | n | 36 | 36 | | | 12 | | | | | | | | | 12 | | n | | | | n | 高温防护鞋 12 |
| 36 | 液化石油气气罐装工 | 24 | 24 | | n | n | | | | 12 | | | 12 | | | | 12 | | | | | | | | | 防静电帽 12 |
| 37 | 道路清扫工 | 24 | 24 | 18 | n | 36 | 36 | 48 | | 12 | | | | | | | | | | | | | | n | | |
| 38 | 配料工 | 18 | 18 | | | 48 | | | | 12 | 12 | | | | | | | | | | 24 | | n | n | | |
| 39 | 炉前工 | | | | n | 48 | | | | 12 | 12 | | | | n | n | | | 12 | | 24 | | | n | n | 炉窑护目镜 n 高温防护鞋 12 炉前防护帽 12 防高温手套 n |
| 40 | 酸洗工 | 18 | 18 | | n | 48 | | | | 12 | | | | 12 | | | | 12 | | | 24 | | n | | | |
| 41 | 拉丝工 | 18 | 18 | | n | 48 | | | | 12 | 12 | | | | | | | | | | 24 | | n | | | |
| 42 | 碳素制品加工工 | 18 | 18 | 18 | n | 48 | | | | 12 | | | | | | | | | | | | | | | | |
| 43 | 炼胶工 | 18 | 18 | | n | | | | | 12 | | | | | | 30 | | 12 | | 24 | | | n | n | n | |
| 44 | 纺织设备维保全工 | 24 | 24 | | | | | | n | 18 | | | | | | | | | | | | | | | | |
| 45 | 挡车工 | 24 | 12 | 18 | | | | | n | | | | | | | | | | | | | | n | | | |
| 46 | 造纸源工 | 24 | 24 | | | | | | | 12 | | | | | | | | | | | | | | | | |
| 47 | 电光源导丝制造工 | 24 | 24 | | n | | | | | 18 | | | | | | | | | | | | | n | | | |
| 48 | 油墨颜料制作工 | | 18 | | | 48 | 48 | | | 12 | | | | | | | | | | | | | | | n | 耐油鞋 12 抗油拒水服 12 防油手套 n |
| 49 | 酿酒工 | 24 | 24 | | n | 48 | 48 | 48 | | | | | | | | n | | | | | | | | n | | |
| 50 | 制革鞣制工 | 18 | 18 | | n | 36 | 36 | 48 | | 12 | | | | | | | | | | | | | | n | n | |

| 序号 | 典型工种名称 | 普通防护服 | 普通工作帽 | 普通工作鞋 | 劳动防护手套 | 防寒服 | 雨衣 | 胶鞋 | 防噪声耳塞（耳罩） | 防护足趾安全鞋 | 防刺穿鞋 | 电绝缘鞋 | 防静电鞋 | 耐酸碱皮鞋 | 耐酸碱胶靴 | 胶面防砸安全靴 | 防静电工作服 | 防酸工作服 | 阻燃防护服 | 安全带 | 安全帽 | 焊接面防护具 | 防冲击眼护具 | 防尘口罩 | 过滤式防毒面具 | 其他 |
|---|---|---|---|---|---|---|---|---|---|---|---|---|---|---|---|---|---|---|---|---|---|---|---|---|---|---|
| 51 | 圆珠笔芯制作工 | 30 | 24 | n | | | | | | | | | | | | | | | | | | | | | | |
| 52 | 塑料注塑工 | 24 | 24 | | n | | | | | 18 | | | | | | | | | | | | | | | | |
| 53 | 工具装配工 | 24 | 24 | 24 | | | | | | 12 | | | | | | | | | | | | | | | | |
| 54 | 试验工 | 24 | 24 | 24 | | | | | | | | | | | | | | | | | | | n | | | |
| 55 | 机车司机 | 18 | 18 | 24 | n | 48 | 48 | | | | | | | | | | | | | | | | | | | 太阳镜 n |
| 56 | 汽车驾驶员 | 18 | 18 | 18 | | 48 | n | n | | 12 | | | | | | | | | | | | | | | | 太阳镜 n |
| 57 | 汽车维修工 | 18 | 18 | 18 | n | 48 | | n | | 18 | | | | | | 36 | | | | | | | n | | | |
| 58 | 船舶水手 | 18 | 18 | 18 | n | 36 | 36 | | | 18 | | | | | | n | | | | | | | | | | |
| 59 | 灯塔工 | 18 | 18 | | n | 36 | 36 | | | | | | | | | | | | | | | | | | | 防微波帽 n 防微波眼镜 n 防微波服 n |
| 60 | 无线电导航发射工 | 24 | 24 | | n | | | | | 12 | | | | | | | | | 12 | | | | | | | |
| 61 | 中小型机械操作工 | 18 | 18 | | n | 36 | 36 | | | | | | | | | 36 | | | | | | | | n | | |
| 62 | 电影洗片工 | 24 | 24 | 24 | n | | | | | 12 | | | | | | | | | | | | | | | | |
| 63 | 水泥制成工 | 18 | 18 | | | 36 | | | | 12 | 12 | | | | | 36 | | | | | | | | n | | |
| 64 | 玻璃制熔化工 | 18 | 18 | | n | 36 | | | | 12 | 12 | | | | | | | | | | | | | n | | 炉窑护目镜 n 12 高温防护鞋 12 防切割手套 12 |
| 65 | 玻璃切裁工 | 18 | 18 | | | 36 | | | | 12 | | | | | | | | | | | | | n | | | |
| 66 | 玻璃纤维拉丝工 | 18 | 18 | | | 48 | | | | 12 | | | | | | | | | | | | | n | | | 防切割手套 n |
| 67 | 玻璃钢压型工 | 18 | 18 | | n | 36 | | | | 12 | | | | | | 12 | | | | | | | | | n | |
| 68 | 砖瓦成型工 | 18 | 18 | | n | | n | | | 12 | | | | | | 12 | | | | | | | | n | n | |
| 69 | 包装工 | 24 | 24 | | n | | | | | 18 | | | | | | | | | | | | | | | | 太阳镜 n |

下表为"特种劳动防护用品"与"一般劳动防护用品"使用期限（月）一览表（序号70—86）。

| 序号 | 类型工种 | 普通防护服 | 普通工作帽 | 普通工作鞋 | 劳动防护手套 | 防寒服 | 雨衣 | 胶鞋 | 防噪声耳塞（耳罩） | 防护足趾安全鞋 | 防刺穿鞋 | 电绝缘鞋 | 防静电鞋 | 耐酸碱皮鞋 | 耐酸碱胶靴 | 胶面防砸安全靴 | 防静电工作服 | 防酸工作服 | 阻燃防护服 | 安全带 | 安全帽 | 焊接眼面防护具 | 防冲击眼护具 | 防尘口罩 | 过滤式防毒面具 | 其他 |
|---|---|---|---|---|---|---|---|---|---|---|---|---|---|---|---|---|---|---|---|---|---|---|---|---|---|---|
| 70 | 卷烟工 | 24 | | 24 | | | | | | | | | | | | | | | | | | | | n | | |
| 71 | 合成药化学操作工 | 18 | 24 | | n | 18 | | | | 18 | | | 18 | | | 24 | | | | | | | | n | | 防酸碱眼护具 24 |
| 72 | CT组装调试工 | 18 | 18 | | n | | | | | 18 | | | 18 | | | | 12 | | | | | | | | | |
| 73 | 计算机调试工 | 24 | 24 | | | | | | | | | | 18 | | | | 18 | 18 | | | | | | | | |
| 74 | 电解工 | 30 | 18 | | n | n | | | | 12 | | | | 12 | | | | 18 | | | | | n | | | 防酸碱眼护具 24 防酸碱帽 18 防酸碱手套 24 |
| 75 | 配液工 | 12 | 12 | | n | n | | | | | | | | 12 | | | | 12 | | | | | n | | | 防酸碱眼护具 18 防酸碱帽 18 防酸碱手套 n |
| 76 | 挤压工 | 12 | 24 | | n | 36 | | | | 12 | 12 | | | | | | | | | | | | | n | | |
| 77 | 研磨工 | 24 | 24 | | n | 48 | | | | 18 | | | | | | | | | | | | | | | | |
| 78 | 药材扎制工 | 18 | 18 | | n | | | | | 12 | 12 | | | | | | | | | | | | | | | |
| 79 | 成衫染色工 | | 12 | | n | | | | | | | | | 6 | 6 | | | 18 | | | | | | | | |
| 80 | 钟（表）零件制造工 | 30 | 30 | n | n | 36 | | | | 12 | 12 | | | | | | | | | | n | | n | n | | |
| 81 | 陶瓷机械成型工 | 12 | 12 | | n | | | | | n | | | | | | 12 | | | | | 24 | | n | n | | |
| 82 | 检验工 | 18 | 18 | n | | | | 24 | | | | | | | | | | | | | | | n | n | | |
| 83 | 制阀工 | 18 | 24 | n | | 36 | 30 | 18 | | | | | | | | | | | | | | | n | n | | |
| 84 | 糖机工 | 12 | 24 | n | n | n | n | n | | | | | | | | | | | | | | | | | | |
| 85 | 生羊（羊）乳头处理工 | 12 | 12 | n | n | 36 | 48 | n | | | | | | | | | | | | | | | | | | |
| 86 | 皮鞋划裁工 | 24 | 24 | n | n | | | | | | | | | | | | | | | | | | | | | 耐油防护鞋 12 |

| 序号 | 典型工种 使用期限（月）/名称 | 一般劳动防护用品 | | | | | | | | 特种劳动防护用品 | | | | | | | | | | | | | | | | 其他 |
|---|---|---|---|---|---|---|---|---|---|---|---|---|---|---|---|---|---|---|---|---|---|---|---|---|---|---|
| | | 普通防护服 | 普通工作帽 | 普通工作鞋 | 劳动防护手套 | 防寒服 | 雨衣 | 胶鞋 | 防噪声耳塞（耳罩） | 防护足趾安全鞋 | 防刺穿鞋 | 电绝缘鞋 | 防静电鞋 | 耐酸碱皮鞋 | 耐酸碱胶靴 | 胶面防砸安全靴 | 防静电工作服 | 防酸工作服 | 阻燃防护服 | 安全带 | 安全帽 | 焊接眼面防护具 | 防冲击眼护具 | 防尘口罩 | 过滤式防毒面具 | |
| 87 | 釉料工 | 24 | 24 | n | n | | | | | | | | | | | | | | | | | | | | | |
| 88 | 车站（场）值班员 | 24 | 24 | 12 | n | 36 | 48 | n | | | | | | | | | | | | | | | | | | |
| 89 | 汽车客运服务员 | 36 | 36 | n | | 36 | 48 | n | | | | | | | | | | | | | | | | | | |
| 90 | 邮电营业员 | 18 | 18 | 12 | | n | 48 | 48 | | | | | | | | | | | | | 18 | | | | 48 | |
| 91 | 文物修复工 | 36 | 24 | n | n | | | | | | | | | | | | | | | | | | | | | |
| 92 | 石棉纺织工 | 30 | 24 | | | | n | 36 | | | | | | | | n | | | | | | | n | n | | |
| 93 | 建筑石膏制备工 | 24 | 24 | | n | | | | | 12 | | | | | | | | | | | | | | | | |
| 94 | 塔台集中控制机务员 | 30 | 12 | n | | | 48 | 36 | | | | | | | | | | | | | | | 48 | n | | |
| 95 | 海洋水文气象观测员 | 24 | n | 30 | | 48 | 48 | 48 | | | | | | | | | | | | | | | n | | | |
| 96 | 长度量具计量检定工 | 30 | 30 | 18 | | | | | | | | | | | | | | | | | | | | n | | |
| 97 | 中药临方制剂员 | 18 | 18 | n | n | | | n | | | | | | | | | | | | | | | n | | | |
| 98 | 天文测量工 | 36 | n | n | | | n | n | | 12 | | | | | | | | | | | | | n | n | | |
| 99 | 印制电路照相制版工 | 24 | 24 | n | n | | | | | 12 | | | | | | | | | | | | | | | | |
| 100 | 钨铜粉末制造工 | n | n | n | n | | | | | | | | | | | | | | | | | | | n | | |
| 101 | 单晶制备工 | 18 | 18 | | n | | n | | | | | | | | | | | | | | | | n | n | | |
| 102 | 光敏电阻制造工 | 18 | 18 | 12 | n | | | | | | | | | | | | | | | | | | n | n | | |

特种劳动防护用品 / 一般劳动防护用品 — 使用期限（月）

| 序号 | 名称（类别工种） | 普通防护服 | 普通工作帽 | 普通工作鞋 | 劳动防护手套 | 防寒服 | 雨衣 | 胶鞋 | 防噪声耳塞(耳罩) | 防护足趾安全鞋 | 防刺穿鞋 | 电绝缘鞋 | 防静电鞋 | 耐酸碱皮鞋 | 耐酸碱胶靴 | 胶面防砸安全靴 | 防静电工作服 | 防酸工作服 | 阻燃防护服 | 安全带 | 安全帽 | 焊接眼面防护具 | 防冲击眼护具 | 防尘口罩 | 过滤式防毒面具 | 其他 |
|---|---|---|---|---|---|---|---|---|---|---|---|---|---|---|---|---|---|---|---|---|---|---|---|---|---|---|
| 103 | 光电线缆绞制工 | 18 | 18 |  | n | n |  |  |  | 24 |  |  |  |  |  |  |  |  |  |  |  |  | n |  |  |  |
| 104 | 石油钻井工 |  |  |  | n | 48 | n |  |  | 12 |  |  |  |  |  | 36 | 12 |  |  |  | 12 |  | n |  |  | 耐油鞋12 耐油靴36 抗油拒水帽12 抗油拒水服12 |
| 105 | 采煤工 | 18 |  |  | n |  | 36 | 36 |  |  |  |  |  |  |  | 6 | 12 |  |  |  | n |  |  | n |  |  |
| 106 | 中式烹调师 | 36 | 36 | n | n | 36 |  |  |  |  |  |  |  |  |  |  |  |  |  |  |  |  |  |  |  |  |
| 107 | 旅店服务员 | 24 | 24 | n | n | 48 | 48 |  |  |  |  |  |  |  |  |  |  |  |  |  |  |  |  |  |  |  |
| 108 | 殡仪服务员 | 24 | 36 | n | n | 48 | 48 | 36 |  |  |  |  |  |  |  |  |  |  |  |  |  |  |  |  |  |  |
| 109 | 印刷工 | 12 | 24 | n | n |  |  |  |  |  |  |  |  |  |  |  |  |  |  |  |  |  |  | n |  |  |
| 110 | 牛羊屠宰工 | 18 | 12 | 24 | n |  |  |  | n | 12 |  |  |  |  |  | 18 |  |  |  |  |  |  |  |  |  |  |
| 111 | 制粉清理工 | 18 | 24 | 24 |  |  |  |  | n | 12 | 12 |  |  |  |  |  |  |  |  |  |  |  |  |  |  |  |
| 112 | 化工操作工 | 18 |  |  | n | 48 | 48 |  |  | 18 |  |  |  |  | 18 | 48 |  | 18 | 18 |  | 30 |  | n | n |  | 防酸帽18 防酸碱手套n |
| 113 | 化纤操作工 |  | 18 | 18 | n | 48 | 48 | 48 |  |  |  |  |  |  |  | 48 | 18 | 18 |  |  |  |  | n | n | n |  |
| 114 | 超声探伤工 |  |  |  |  | 36 | 36 |  |  | 12 | 12 |  |  |  |  |  | 48 |  |  |  |  |  |  | n |  | 防射线服12 防射线帽12 防水手套n |
| 115 | 水产养殖工 | 24 | n | n | n | n | 36 | 36 |  |  |  |  |  |  |  |  |  |  |  |  |  |  | n |  |  |  |
| 116 | 调剂工 | 18 | 18 | 12 | n | n | 48 | 48 |  |  |  |  |  |  |  |  |  |  |  |  |  |  | n |  |  |  |

# 附录6　典型行业主要职业病危害

1. 耐火砖生产

主要职业危害：矽尘、粉尘、高温、热辐射、一氧化碳和噪声。

2. 油漆作业

主要职业危害：苯系物、二异氰酸酯、其他有毒有机溶剂。

3. 电镀作业

主要职业危害：镍、铬及其化合物、氰化物、其他多种刺激性气体和腐蚀性溶液。

4. 水泥生产

主要职业危害：矽尘、粉尘、高温、热辐射和噪声。

5. 印染行业

主要职业危害：高温、高湿及染料中的多种化学毒物。

6. 铸造作业

主要职业危害：矽尘、粉尘、金属烟尘、高温、强热辐射、一氧化碳、二氧化硫和噪声。

7. 锻造作业

主要职业危害：高温、热辐射、一氧化碳、二氧化硫和噪声。

8. 热处理作业

主要职业危害：金属烟尘、高温和有机化学溶剂。

9. 焊接作业

主要职业危害：金属烟尘、锰及其化合物、中短波紫外线、高频电磁场和 α 、β 、γ 射线等。

10. 蓄电池生产

主要职业危害：铅烟、铅尘、酸雾、高温和热辐射。

11. 聚氯乙烯塑料加工

主要职业危害：氯乙烯单体、各种添加剂中毒。

12. 服装加工

主要职业危害：噪声、粉尘、不良体位和劳动强度。

13. 印刷工业

主要职业危害：铅中毒、有机溶剂和噪声。

14. 制革工业

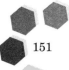

主要职业危害：铬粉尘、酸碱腐蚀和生物性有害因素（如炭疽杆菌、布氏杆菌）。

15. 棉纺工业

主要职业危害：棉尘、有害气体、高温高湿、噪声和生物性有害因素（如炭疽杆菌、布氏杆菌）。

16. 制鞋、箱包制造和玩具制造业

主要职业危害：粉尘、噪声和粘胶中的苯、正己烷等有机溶剂。

17. 家具制造业

主要职业危害：木粉尘、噪声和粘胶、油漆中的苯、甲醛、乙酸乙酯、乙酸丁酯、苯胺和甲苯二异氰酸酯等有机化学物。

18. 干洗服务业

主要职业危害：四氯乙烯等有机溶剂。

# 附录 7　职业病防治基本知识

1. 职业病

职业病是指劳动者在职业活动中，因接触职业危害因素而引起的疾病。目前我国法定的职业病共分十大类，132 种。

2. 职业病危害因素和职业病危害

职业病危害因素，是指在生产过程中、劳动过程中和作业环境中存在的各种有害的化学、物理、生物因素以及在作业过程中产生的其他危害劳动者健康的有害因素。

职业病危害，是对从事职业活动的劳动者可能导致职业病的各种危害。

3. 职业病危害因素分哪几类？

职业病危害因素主要有生产过程中产生的有害因素、劳动过程中的有害因素、生产环境中的有害因素。

4. 劳动者在日常工作中怎样预防职业病？

树立职业卫生安全理念；

主动参与岗前培训；

遵守职业安全卫生规程；

培养良好的操作行为；

熟知职业安全卫生警示标识的含义；

正确使用和维护个人防护用品；

主动接受职业健康检查。

5. 什么是职业禁忌？

职业禁忌，是指劳动者从事特定职业活动时，具有一般职业人群更易于遭受职业病危害和罹患职业病或者可能导致原有自身疾病病情加重的个人特殊生理或者病理状态。

6. 职业健康监护的内容是什么？

职业健康监护主要包括职业健康检查和职业健康档案管理等内容。

7. 如何做好职业病危害的防护？

法律保障；作业场所防护设施的防护；个人防护；职业卫生保健措施。

8. 个人防护用品有哪些？

个人防护用品包括：防护帽、防护服、防护眼镜和防尘防毒面罩、呼吸防护器、防噪声用具和皮肤防护用品。

9. 使用防护用品有哪些注意事项？

正确选择符合要求的防护用品；正确使用防护用品：定期检查，正确摆放，及时维护保养；合理发放防护用品。

10. 职业病病人享受什么待遇？

凡确诊患有职业病的职工，享受国家规定的工伤保险待遇（或职业病待遇）。

11. 疑似职业病病人和职业病病人有何保障？

疑似职业病病人和职业病病人均受法律保护。当劳动者遭受或可能遭受职业病危害时，用人单位应及时组织救治，进行职业健康检查和医学观察，所需费用由用人单位承担；用人单位在此期间不得解除或终止与其订立的劳动合同；职业病病人变动工作单位，其依法享有的待遇不变。当劳动者需做职业病诊断时，用人单位应如实提供有关职业卫生和健康监护等资料。

12. 用人单位在职业病防治中有哪些法定义务？

用人单位的法定义务有：职业危害申报义务、"三同时"义务、健康保障义务、职业卫生管理义务、参加工伤社会保险义务、报告职业病危害事故义务、职业安全防护义务、减少职业病危害义务、职业危害检测义务、职业危害告知义务、职业卫生培训义务、职业健康检查义务、落实职业病或者疑似职业病待遇义务、事故处理义务、特殊劳动者保护义务、举证义务、接受行政监督和民主管理的义务。

13. 用人单位应当采取哪些职业病防治管理措施？

设置职业卫生管理机构，配备职业卫生管理人员；

制定职业病防治计划和实施方案；

制定职业卫生管理制度和操作规程；

建立职业卫生档案和劳动者健康监护档案；

建立工作场所职业病危害因素监测及评价制度；

建立职业病危害事故应急救援预案。

14. 用人单位作业场所应符合哪些基本要求？

生产布局合理，有害作业与无害作业分开；

工作场所与生活场所分开，工作场所不得住人；

有与职业病防治工作相适应的有效防护设施；

职业病危害因素的强度或者浓度符合国家职业卫生标准；

有配套的更衣间、洗浴间、孕妇休息间等卫生设施；

设备、工具、用具等设施符合保护劳动者生理、心理健康的要求。

15. 劳动者职业活动中的权利有哪些？

教育培训权；健康保护权；危害知情权；检举控告权；拒绝违章权；参与管理权；提出建议权；要求赔偿权；特殊保护权。

16. 劳动者在职业活动中应尽的义务有哪些？

遵守职业健康法律、法规、规章和操作规程的义务；正确使用和维护职业危害防护设施的义务；正确佩戴和使用个体劳动防护用品的义务；职业危害隐患报告义务。

17. 签订劳动合同时应注意哪些事项？

劳动者与用人单位在签订劳动合同时的注意事项包括：劳动合同期限、工作内容、劳动保护和劳动条件、劳动报酬、劳动纪律、劳动合同中止的条件、违反劳动合同的责任、生产过程中可能产生的职业病危害因素及危害后果、职业病保护措施。

18. 什么叫生产性粉尘？

能够较长时间以浮游状态存在于空气中的固体微粒叫做粉尘。在劳动生产过程中形成的粉尘，叫做生产性粉尘。

生产性粉尘分三类：无机矿物性粉尘、有机粉尘和混合性粉尘。

19. 粉尘对人体健康有何影响？

破坏人体正常的防御功能；

可引起肺部疾病；

致癌；

毒性作用；

局部作用，如堵塞皮脂腺、刺激及损伤器官。

20. 什么是尘肺病？

在职业活动中长期吸入生产性粉尘而引起的以肺组织弥漫性纤维化为主的全身性疾病。

21. 引发尘肺病的主要因素有哪些？

作业场所空气中粉尘成份和含量；

粉尘的粒径；

作业场所粉尘浓度和接触粉尘的时间；

劳动强度；

个体因素。

22. 什么是矽肺？

矽肺是长期吸入大量含游离二氧化硅粉尘所引起的肺组织纤维化为主的

全身疾病。

23. 患了矽肺病有什么症状？

得了矽肺病后在一般劳动甚至休息时也出现气短，呼吸困难，胸痛胸闷，早期矽肺有轻度干咳，晚期痰中带血。患者易疲劳、烦躁、注意力不集中等。

24. 脱离了粉尘作业还会患矽肺吗？

会，有"迟发性矽肺"。

25. 什么是生产性毒物？

毒物是指进入人体可引起人体健康损害（中毒）的化学物质。生产过程中产生或使用的毒物统称为生产性毒物。

26. 什么是职业中毒？

劳动者在生产劳动过程中由于接触生产性毒物而引起的中毒性疾病。职业中毒可分为急性、亚急性及慢性中毒三种类型。

27. 生产性毒物进入人体的途径有哪些？

生产性毒物可通过呼吸道、皮肤、消化道三条途径进入人体。

28. 预防职业中毒的措施有哪些？

革新技术、改造工艺、消除毒物；

密闭、隔离有毒物质污染源；

加强个人防护；

提高机体防御力；

控制空气中有害物质的最高浓度不超过国家有关标准；

定期进行健康检查；

加强职业危害及防护知识的宣传教育。

29. 急性职业中毒如何现场处理？

脱离中毒现场、急救处理、解毒排毒、及时送医院检查治疗。

30. 怎样预防中暑？

合理布置热源；隔离热源；加强通风换气；加强个人防护，合理组织生产。

31. 噪声对人体有什么危害？

噪声可以损害人的听觉器官，长期在 95 分贝噪声环境中，会引起永久性耳聋。

32. 怎样预防噪声对人体的危害？

以无声或少声工具代替噪声工具；

用隔音、减震、消声、吸音等措施减弱噪声强度；

加强个体防护。